DR. ASTRID LAIMIGHOFER

Baby-ernährung

2

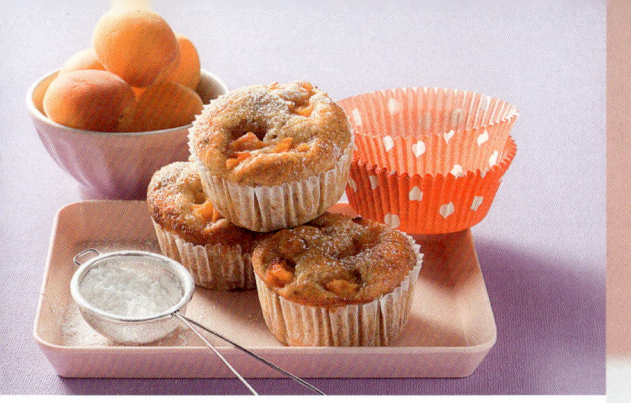

SERVICE

DIE AUTORIN

Dr. Astrid Laimighofer ist freiberufliche Ernährungswissenschaftlerin und Werbekauffrau. Nach ihrer Dissertation zum Thema »Babyernährung« war sie im Bereich Säuglings- und Kindernahrung als wissenschaftliche Beraterin für verschiedene Firmen tätig. Darüber hinaus hielt sie als Referentin in Eltern-Kind-Zentren Vorträge zum Thema Babyernährung. Heute entwickelt sie Konzepte und Ernährungsinformationen für Lebensmittelunternehmen, Agenturen sowie den Handel und unterstützt deren Kommunikationsmaßnahmen. Sie hat drei Kinder, sodass auch ihre Erfahrungen als Mutter in ihre Arbeit einfließen.

EIN WORT ZUVOR

Ernährung bedeutet gerade in den ersten Lebensmonaten weit mehr als nur Nahrungszufuhr. Denn sowohl beim Stillen als auch beim Füttern des Fläschchens haben Sie Gelegenheit, Ihrem Baby Geborgenheit zu geben und ihm so unendlich nah zu sein. Dennoch ist die richtige Nahrung in richtiger Menge auch unbedingte Voraussetzung dafür, dass Ihr Baby gesund heranwächst.

Das vorliegende Buch soll Ihnen helfen, die Ernährung Ihres Kindes im ersten Jahr bestmöglich zu meistern. Finden Sie die Ernährungsform, die zu Ihnen und Ihrem Baby passt. Lassen Sie sich bis zum ersten Geburtstag Ihres Kindes begleiten: mit wertvollen Informationen rund ums Thema Babyernährung, vom Stillen über die möglichen Milchnahrungen bis hin zur Beikostfütterung. Erfahren Sie dabei das Wichtigste über Allergien und prüfen Sie, ob auch Ihr Kind gefährdet ist.

Das letzte Kapitel bietet eine große Auswahl an Rezepten. Hier finden Sie nicht nur die wichtigsten Babybreie, sondern auch Mahlzeiten, die sich aus den Breibasics für Ihre ganze Familie zaubern lassen. Als Extra-Service bietet Ihnen der Folder »Babys Menüplan fürs erste Jahr« knapp und übersichtlich Menüvorschläge für die ersten 12 Lebensmonate, sowohl für robuste Babys als auch für Babys mit einer Allergiegefährdung.

Und noch eines: Aus eigener Erfahrung weiß ich, dass Kinder ein gesundes Essverhalten lernen können. Gehen Sie deshalb mit gutem Beispiel voran und stellen Sie Ihre Babyernährung sorgfältig und bewusst zusammen. So geben Sie Ihrem Kind eine wichtige Basis fürs spätere Verständnis von gesunder Lebensführung mit. Doch bei all den im Folgenden aufgeführten Informationen und Tipps vergessen Sie bitte nie, dass jedes Kind einzigartig ist. Ich wünsche Ihnen viel Freude, Liebe und Geduld mit Ihrem Baby.

Dr. Astrid Laimighofer

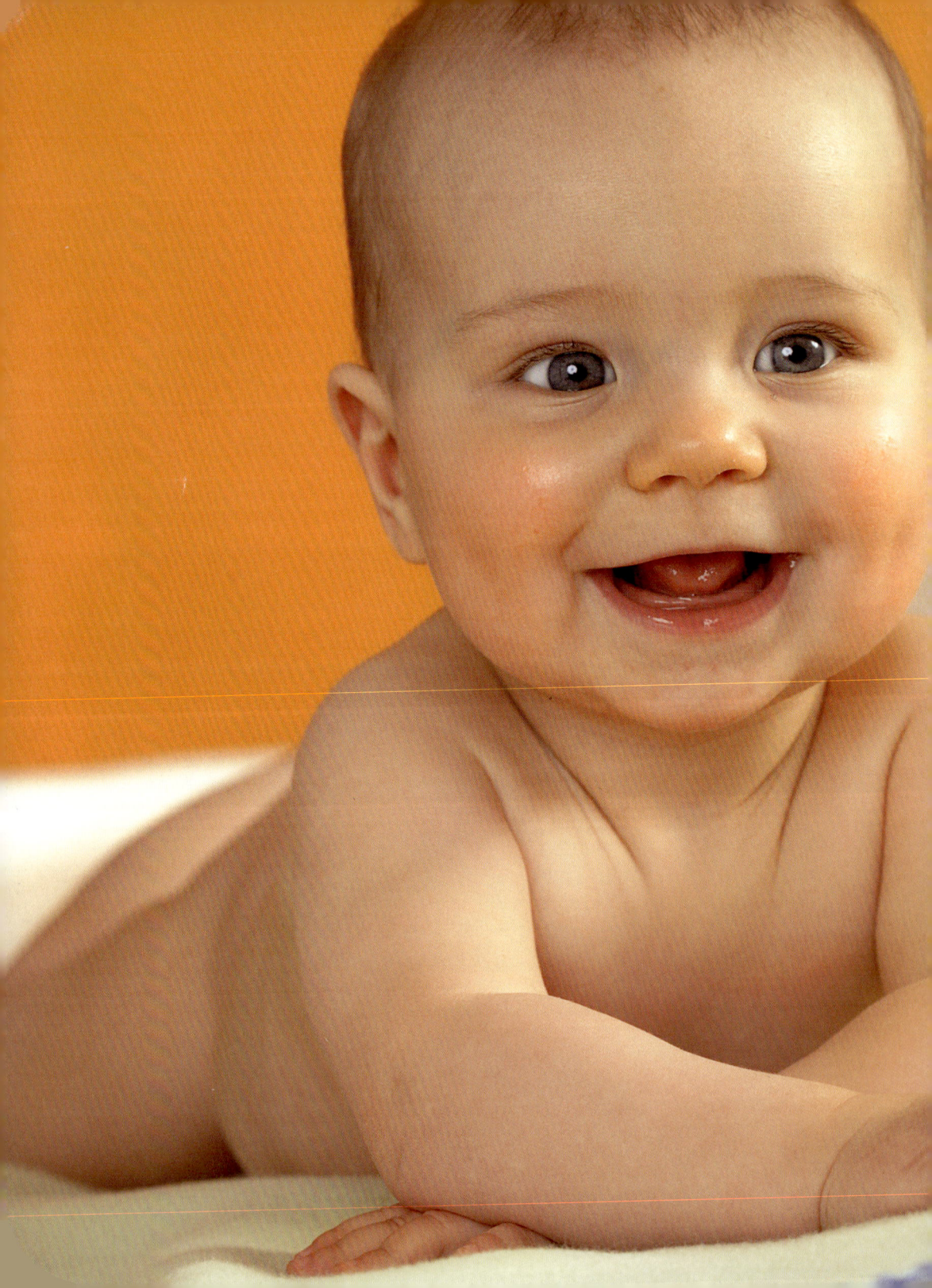

DAS BRAUCHT IHR BABY IM ERSTEN JAHR

Babys können sich nur mit der richtigen Ernährung optimal entwickeln – ein guter Grund, sich schlauzu-machen, was in puncto Babyernährung wirklich zählt.

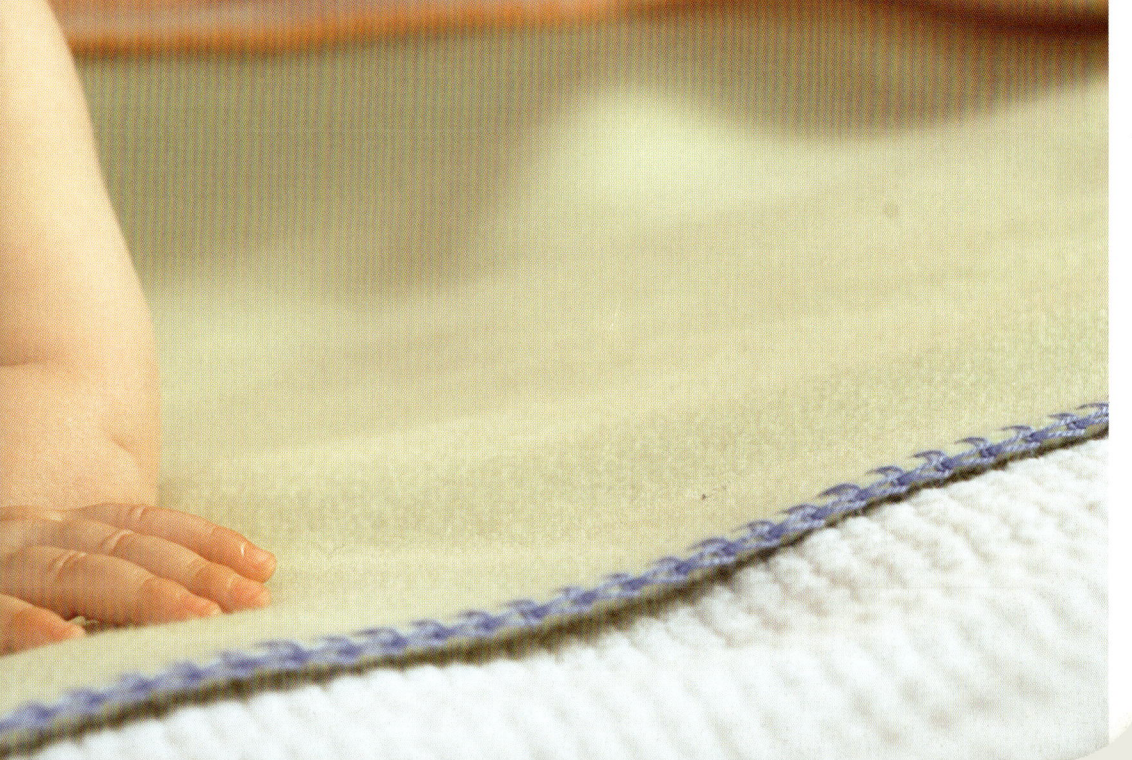

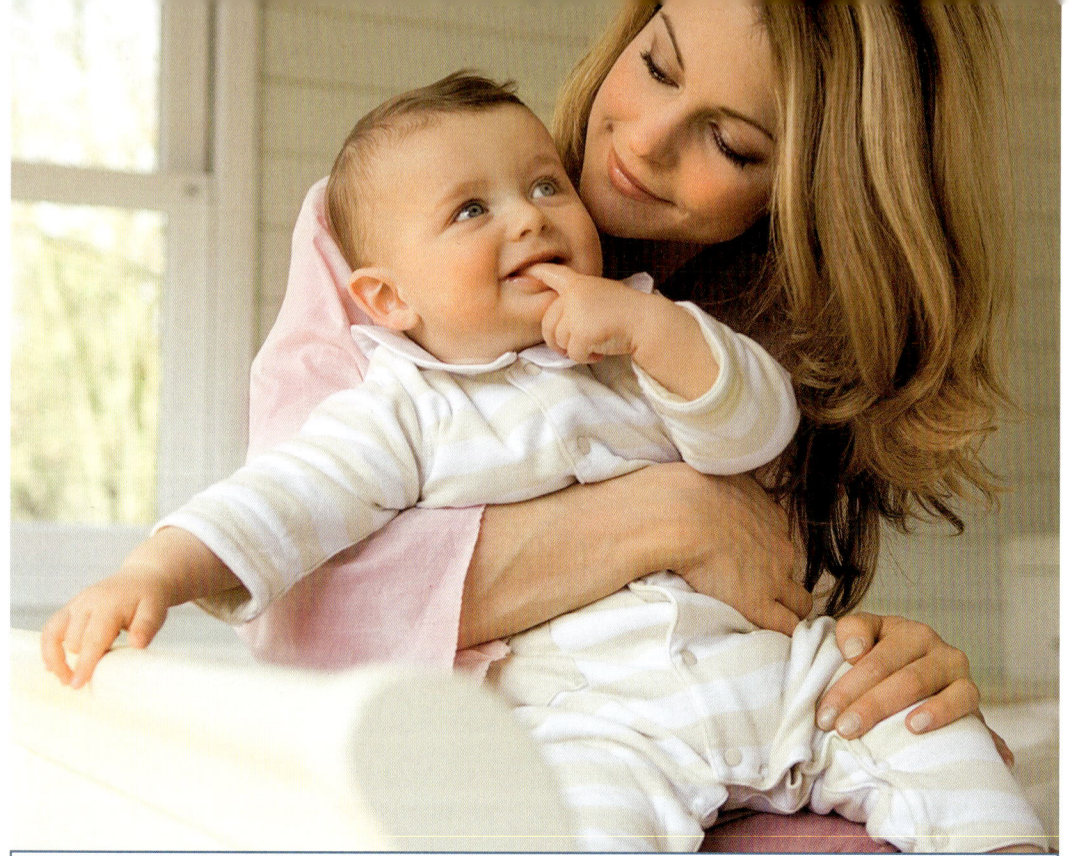

Das erste Jahr –
Entwicklung im Eiltempo

Nie wieder wird Ihr Kind sich so rasant entwickeln wie im ersten Lebensjahr: Kaum passen die Kleider, sind sie auch schon wieder zu klein. Bei der Geburt wiegen Babys durchschnittlich 3000 bis 3200 Gramm, um in den ersten Tagen erst einmal bis zu zehn Prozent ihres Geburtsgewichts zu verlieren. Doch dann legen die Winzlinge so richtig los: Bis zum fünften Lebensmonat nimmt Ihr Baby pro Woche 175 bis 200 Gramm zu – und verdoppelt damit in dieser Zeitspanne sein Geburtsgewicht!

Eins, zwei, drei im Sauseschritt

Am eiligsten hat es Ihr Baby im zweiten und dritten Lebensmonat, in denen es jeweils 800 bis 900 Gramm zulegt und parallel dazu auch in der Länge am schnellsten wächst. Dabei sollten Sie aber immer beachten, dass es sich bei diesen Angaben um Durchschnittswerte handelt, einige Kinder können also ein ganzes Stück über diesen Normwerten liegen, andere aber auch darunter.

Und dann geht es ganz normal weiter

Nach diesem rasanten Start in Sachen Wachstum kehrt Ihr Baby erst einmal zur Normalität zurück. Das bedeutet, dass sich nach dem dritten Lebensmonat die Gewichtszunahme wieder verlangsamt. Am Ende des ersten Lebensjahres nehmen Babys pro Monat durchschnittlich 400 Gramm zu, am Ende des zweiten Lebensjahres sind es dann nur noch 200 Gramm. Kein Wunder, dass so manches Kind im zweiten Lebensjahr weniger isst als im ersten: Um seinen Körper für das Wachstum ausreichend zu versorgen, benötigt es jetzt einfach nicht mehr so viele Kalorien und damit Nahrung wie vielleicht noch vor einem Jahr!

Länge und Breite im Einklang

Und auch mit dem Längenwachstum sieht es nicht viel anders aus. Bei der Geburt sind Babys durchschnittlich 50 bis 52 Zentimeter groß. In den ersten drei Lebensmonaten wächst Ihr Baby im Durchschnitt 3,5 Zentimeter pro Monat – das heißt mehr als einen Millimeter pro Tag! Doch auch hier gibt es individuelle Unterschiede: Ein Teil der Babys wächst in einem Monat vielleicht nur 1,5 Zentimeter, andere bis zu 5,5 Zentimeter. Und wie auch beim Gewicht verlangsamt sich das Wachstumstempo nach dem dritten Lebensmonat, sodass Ihr Kind am Ende seines ersten Lebensjahres nur noch etwa einen Zentimeter pro Monat an Länge zulegt. All diese Statistiken sind beeindruckend. Doch am beeindruckendsten ist, was am Ende des ersten Lebensjahres dabei herauskommt: Ein gesundes Baby, das sein Geburtsgewicht rund verdreifacht hat und sage und schreibe um 25 Zentimeter gewachsen ist – rein statistisch, versteht sich!

WUNDER NATUR

An seinem ersten Geburtstag ist Ihr kleiner Schatz um 25 Zentimeter größer und dreimal so schwer wie bei seiner Geburt!

Wichtig: Nur das individuelle Tempo zählt

Das durchschnittliche Geburtsgewicht von Mädchen beträgt 3300 Gramm und von Jungen 3500 Gramm. Es gibt aber auch Babys, die nur 2500 Gramm leicht sind, und andere, die mit 4500 Gramm zur Welt kommen. Mit der Größe verhält es sich ebenso, und Körperlängen zwischen 46 und 55 Zentimetern liegen voll im grünen Bereich. Diese Unterschiede an Gewicht und Größe bleiben auch in den folgenden Lebensjahren erhalten, wie die Statistik zeigt. So wiegen die leichtesten Jungen und Mädchen am Ende des zweiten Lebensjahres 10 bis 11 Kilogramm, die schwersten bringen 14 bis 16 Kilogramm auf die Waage. Bei den Jungen reicht die Größenbandbreite von 82 bis 95 Zentimetern, bei den Mädchen von 80 bis 92. Die Gründe, warum Größe und Länge derartig variieren, sind in den Erbanlagen, der Ernährung und der individuellen Entwicklungsgeschwindigkeit zu suchen.

Was ist »normal«?

Wer einschätzen möchte, ob sein Kind »normal« heranwächst, kann das am genauesten mithilfe der sogenannten Perzentilenkurve tun. Sie finden diese Kurven für Länge und Gewicht als Anhang im Kinderuntersuchungsheft Ihres Babys sowie im Internet (siehe »Adressen, die weiterhelfen«, Seite 122). Diese Kurven sind das Ergebnis groß angelegter Studien, in denen das Wachstum und die Gewichtsentwicklung von Tausenden von Kindern verfolgt wurden.

Um die Entwicklung Ihres Babys zu prüfen, tragen Sie zuerst seine Geburtsdaten, also Körperlänge und Geburtsgewicht, ein. Danach werden alle anderen vorliegenden Daten entsprechend dem Alter vermerkt. Nun können Sie erkennen, ob Ihr Kind seiner Geburtsperzentile »treu« geblieben ist oder sich im Hinblick auf Größe und Gewicht in die eine oder andere Richtung entwickelt hat. Der »Normalbereich« befindet sich innerhalb der beiden äußeren Linien. Liegt der Wert darunter beziehungsweise darüber, ist Ihr Baby zu schwer beziehungsweise zu leicht. Doch Schwankungen sind ganz normal. Selbst wenn sich die Daten Ihres Babys einmal unter oder über den äußeren Linien befinden,

EIN BEISPIEL
Liegt ein sechs Monate altes Kind bei der Untersuchung mit seiner Körperlänge auf der zehnten Perzentile, so bedeutet dies, dass 90 Prozent der Kinder seines Alters, Geschlechts und seiner Abstammung größer sind und 10 Prozent kleiner.

besteht noch kein Grund zur Sorge. Wichtig ist, ob sich Ihr Kind gesund weiterentwickelt. Behalten Sie die Werte im Auge und sprechen Sie mit Ihrem Kinderarzt. Auf keinen Fall jedoch sollten Sie selbst Maßnahmen ergreifen!

Ernährung im Gleichklang

Während der Schwangerschaft wurde Ihr Baby umfassend von Ihnen als Mutter über die Nabelschnur versorgt. Es bekam alle Nährstoffe, die es für eine optimale Entwicklung benötigte, und seine Ausscheidungen wurden über die Plazenta und Ihre Nieren abgewickelt. Mit der Geburt wird diese umfassende Versorgung plötzlich unterbrochen: Sobald die Nabelschnur durchtrennt und die Plazenta abgelöst ist, wird das Neugeborene innerhalb kürzester Zeit ganz auf sich selbst gestellt. Atmung und Kreislauf des Babys bewältigen die Umstellung in den ersten Minuten nach der Geburt fast immer problemlos. Die Verdauungsfunktionen haben sich zwar schon im Mutterleib entwickelt, aber so richtig in Gang kommen sie erst einige Tage nach der Geburt.

Doch deswegen und weil das Baby in den ersten Tagen noch nicht ausreichend Nahrung zu sich nehmen kann, hat die Natur vorgesorgt: Ihr Baby hat in den letzten Schwangerschaftswochen Nährstoff- und Energiereserven angelegt, von denen es in den ersten Lebenstagen zehren wird. Das ist der Grund, warum man dem völlig normalen Gewichtsverlust bei Neugeborenen in den ersten Lebenstagen ganz ruhig entgegensehen kann.

Optimal abgestimmt

Da die Nieren kurz nach der Geburt noch nicht voll in der Lage sind, die Ausscheidungen zu regulieren, benötigt Ihr Baby nun eine besonders zusammengesetzte Nahrung, die die Nieren des Neugeborenen nicht übermäßig beansprucht. Und auch mit großen Nahrungsmengen kommt der kindliche Organismus nicht klar. Deshalb braucht Ihr Baby in der ersten Zeit kleine Portionen, die in kurzen Abständen über den gesamten Tag verteilt werden müssen. Erst mit etwa fünf Monaten kommt ein Baby mit vier bis fünf Mahlzeiten täglich aus.

GANZ NORMAL
In den ersten Lebenstagen ist ein Gewichtsverlust von bis zu 10 Prozent des Geburtsgewichtes völlig normal. Erst wenn Ihr Baby mehr als das verliert, wird zugefüttert. Das entscheidet dann Ihr Kinderarzt.

DREI REFLEXE, DIE DAS ÜBERLEBEN NEUGEBORENER SICHERN

Suchreflex: Sobald Ihr Baby mit seiner Wange oder den Lippen Ihre Brust, oftmals auch nur Ihre Haut berührt oder Ihre Körperwärme spürt, beginnt es nach der Brustwarze zu suchen.
Saugreflex: Kommen die Lippen des Babys mit Ihrer Brustwarze in Berührung, saugt es diese in seinen Mund, hält sie mit den Kiefern fest und saugt kräftig daran. Neugeborene saugen aber nicht nur, wenn sie hungrig oder durstig sind. Das Saugen an der Brust (alternativ dem Schnuller oder einem Tuch) hilft ihnen auch, wenn sie müde und gelangweilt sind oder sich beruhigen möchten.
Schluckreflex: Während der Schwangerschaft trinkt das Ungeborene Fruchtwasser, sodass auch dieser Reflex bereits bestens eingeübt ist. Übrigens können Babys gleichzeitig saugen, schlucken und durch die Nase atmen.

Die ersten vier Monate

Sofort nach der Geburt kann Ihr Baby saugen und schlucken, denn das hat es während der gesamten Schwangerschaft intensiv geübt. Die Nahrungsaufnahme selbst wird durch die Such-, Saug- und Schluckreflexe gewährleistet, die bereits in der 34. Schwangerschaftswoche so weit entwickelt sind, dass sich ein Baby, das nun geboren würde, aus eigener Kraft ernähren könnte.

Die Entwicklung der Sinne

> Geschmackssinn: Bereits im letzten Schwangerschaftsdrittel konnte Ihr Baby Geschmacksstoffe im Fruchtwasser wahrnehmen, wobei die Geschmacksrichtung »süß« klar bevorzugt wird. Der individuelle Geschmackssinn entwickelt sich etwa ab dem vierten Lebensmonat und ist umso ausgebildeter, je mehr Geschmacksnuancen Ihr Kind im ersten Lebensjahr kennenlernt.
> Geruchssinn: Er hilft dem Baby, Dinge und Personen zu erkennen, die es zu Beginn noch nicht deutlich sehen kann, dazu gehören auch die Eltern.

Fünfter bis siebter Monat

Jetzt reichen Muttermilch und Säuglingsmilchnahrung als alleinige Nahrung nicht mehr aus, da der Nährstoff- und Energiebedarf

Ihres Babys entsprechend zum Körpergewicht gestiegen ist. Parallel dazu ist es nun in der Lage, Breinahrung zu verdauen. Doch auch hier gilt: Jedes Kind hat sein individuelles Tempo. Sicher, die meisten Kinder essen mit fünf bis sieben Monaten den ersten Brei, doch manche brauchen eben etwas länger. Beobachten Sie Ihr Baby: Ein Kind, das bereit ist, Brei zu essen, zeigt das auch, indem es erwartungsvoll den Mund öffnet, sobald der Löffel vom Teller abhebt. Wer mit dem ersten Brei beginnt, sollte außerdem wissen, dass es im Moment eher darum geht, Ihr Kind an Löffel und Brei zu gewöhnen, als es mit Brei satt zu bekommen.

Was Ihr Baby jetzt kann

> Mundmotorik: Etwa ab dem fünften Lebensmonat kann Ihr Baby den Brei mit der Zunge in den Rachen befördern und schlucken. Solange es sich jedoch wehrt, indem es mit der Zunge gegen den Löffel stößt und den Brei wieder aus dem Mund befördert, ist die Zeit für den ersten Brei noch nicht reif.
> Geschmackssinn: Erst nach dem dritten Lebensmonat beginnt sich das Baby auch für andere Geschmacksrichtungen wie salzig oder sauer zu interessieren. Davor möchte es nur eines: Süßes! Bereits über die Muttermilch lernt Ihr Baby Aromen kennen, die Sie mit Ihrer eigenen Nahrung aufgenommen haben. Einige davon regen offenbar auch den Appetit Ihres Säuglings an.
> Ausscheidungsorgane: Nun ist auch die Verdauung so gereift, dass sie die Breinahrung, die schwerer verdaulich ist als Milch, verarbeiten kann. Und auch die Nieren sind etwa ab dem vierten Lebensmonat in der Lage, den größeren Gehalt an Mineralstoffen, den die Breinahrung liefert, auszuscheiden.

ENTSPANNT LÖFFELN
Fängt hr Baby jetzt an, sich für das Essen der Großen zu interessieren, ist es der richtige Zeitpunkt für den ersten Brei. Auch wenn diese »Löffelaktionen« zunächst nicht reibungslos verlaufen, sollten diese Breiversuche entspannt und ohne Druck ablaufen.

Vom achten Lebensmonat bis zum ersten Geburtstag

Aus dem hilflosen, winzigen Baby ist ein kleines Kind geworden, das – laut Statistik – die ersten beiden Zähnchen hat. Es ist in der Lage, fremde von ihm bekannten Personen zu unterscheiden, und es steht nun an der Grenze zum Krabbelalter. Dies ist eine Zeit der neuen Erfahrungen, aber auch der Gefahren. Die meisten

Babys können nun auch bereits allein sitzen. Das ermöglicht ihnen, im Kinderstuhl mit der gesamten Familie an den Mahlzeiten teilzunehmen.

Der Schritt vom Baby zum Kleinkind

> Mundmotorik: Ihr Kind kann jetzt nicht mehr nur an Möhren & Co herumlutschen, sondern es beginnt zu kauen. Das heißt, dass Sie von nun an nicht mehr alle Nahrung fein pürieren müssen, sondern dem Kind auch gröbere Kost, wie zum Beispiel mit der Gabel zerdrücktes Gemüse, anbieten können.
> Beim Trinken möchte Ihr Baby Ihnen nacheifern und selbst die Tasse in die Hand nehmen. Am besten lassen Sie es mit einem Trinklernbecher üben, den Sie halten. Sobald Ihr Kind das Trinken daraus beherrscht, sollten Sie den Becher an Ihren Nachwuchs abgeben. Am besten füllen Sie zunächst nur Wasser in die Lerntasse und »sichern« Ihr Kind noch mit einem großen Latz ab.
> Selbstständigkeit: Ihr kleines Baby ist inzwischen gar nicht mehr so klein – und spürt das auch. Es möchte nun vieles lieber selbst machen. Und wo ginge das besser als beim gemeinsamen Essen am Familientisch.

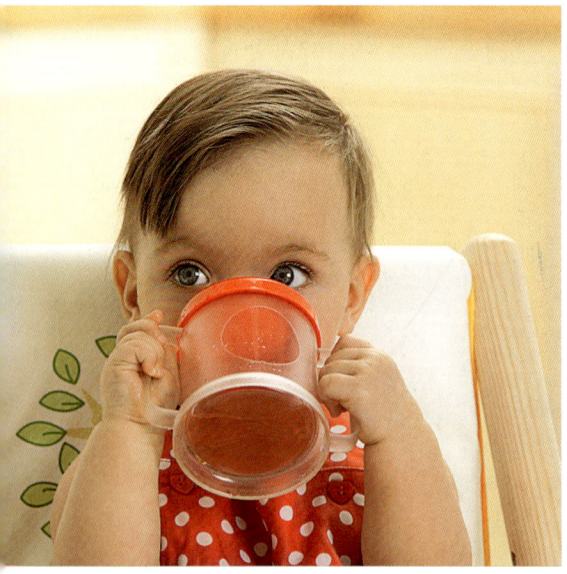

Endlich aus dem eigenen Becher trinken!

Stellen Sie sich darauf ein, dass Ihr Kind bald nicht mehr nur selbstständig trinken möchte. Es wird in Kürze den Löffel einfordern, um selbst aktiv mitzuessen. Eine »Erziehung zum Essen« in dem Sinne, dass Sie Ihr Baby zum Essen auffordern müssen, ist nicht nötig. Ihr Kind lernt an Ihnen und der restlichen Familie tagtäglich, wie schön es ist, gemeinsam und selbstständig zu essen.

Babys Speiseplan fürs erste Jahr

Der folgende kleine Ernährungsfahrplan hilft Ihnen, stets den Durchblick zu bewahren, wann für welche Speisen der richtige Zeitpunkt gekommen ist:

> Die erste Phase beginnt nach der Geburt und dauert bis zum Ende des vierten Lebensmonats. In dieser Zeit trinkt Ihr Baby ausschließlich Milch.

> Zwischen dem fünften und neunten Monat wird die Beikost eingeführt. Zuerst wird der Gemüse-Kartoffel-Fleisch-Brei gegeben, einen Monat später der Milch-Getreide-Brei, und wieder etwa einen Monat danach gibt es am Nachmittag statt der Milch einen Getreide-Obst-Brei (siehe ab Seite 112).

> Die dritte Phase beginnt mit dem zehnten Lebensmonat und endet mit dem ersten Geburtstag Ihres Kindes. Nun wird es nach und nach an die Familienkost gewöhnt. Dabei werden die vier Breimahlzeiten zu fünf Mahlzeiten, von denen drei Haupt- und zwei Zwischenmahlzeiten sind. Trotzdem können Sie natürlich stillen, solange Sie und Ihr Kind es wünschen.

Ernährungsfahrplan fürs erste Jahr

	1.–4. Monat	ab 5. Monat	ab 6. Monat	ab 7. Monat	ab 8. Monat	ab 9. Monat	ab 10. Monat	ab 11. Monat	ab 12. Monat
Morgens	Stillen oder Flasche						Brot-Milch-Mahlzeit		
Vormittags	Stillen oder Flasche	Stillen oder Flasche nach Bedarf					Zwischenmahlzeit		
Mittags	Stillen oder Flasche	Gemüse-Kartoffel-Fleisch-Brei (Glas oder selbst gekocht)							
Nachmittags	Stillen oder Flasche			Getreide-Obst-Brei (Glas oder selbst zubereitet)			Zwischenmahlzeit		
Abends	Stillen oder Flasche		Milch-Getreide-Brei (Packung, Glas oder selbst gekocht)				Brot-Milch-Mahlzeit		

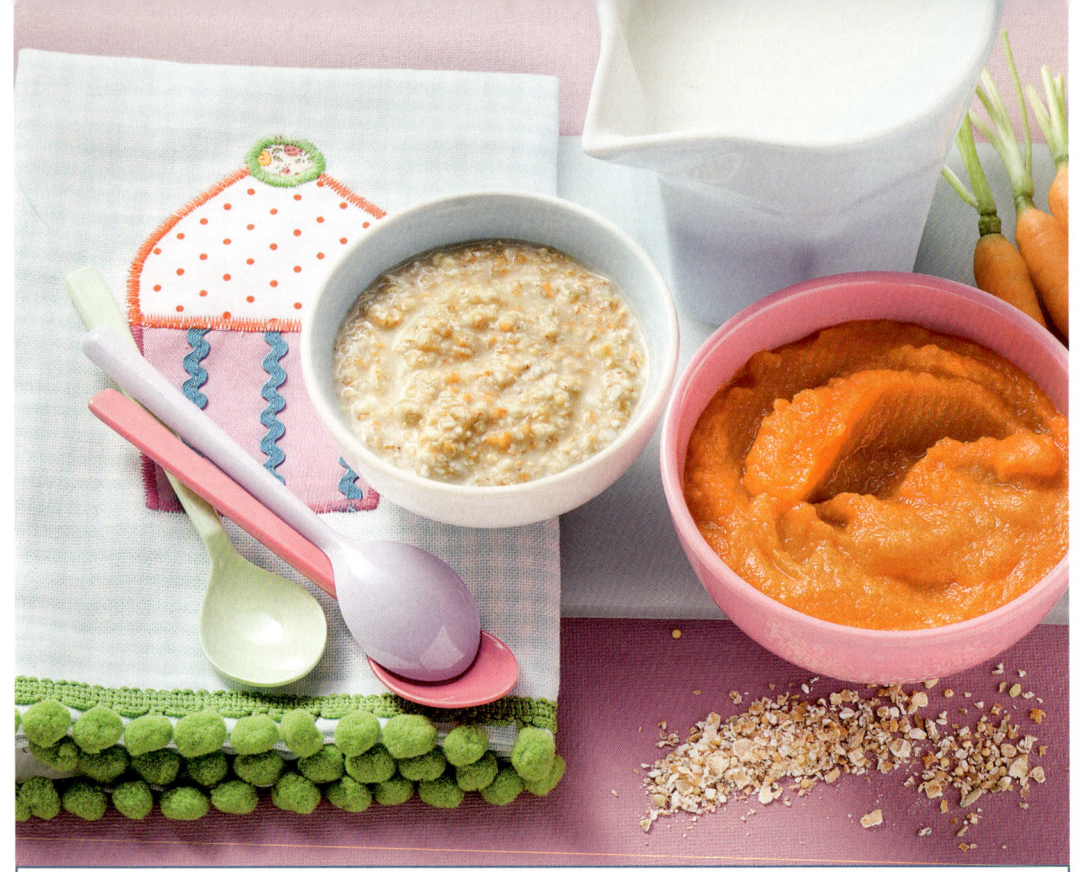

Nährstoffe für eine
gesunde Entwicklung

Babys nehmen dann normalerweise ausreichend Nahrung zu sich, wenn sie normgerecht wachsen und sich die Gewichtszunahme im grünen Bereich bewegt. Ein Neugeborenes benötigt zwischen 110 und 120 Kalorien pro Kilogramm Körpergewicht, was – würde man es auf eine Frau mit 60 Kilogramm Körpergewicht hochrechnen – sage und schreibe 7200 Kalorien entspräche. Dieser Energiebedarf sinkt jedoch mit zunehmendem Alter, sodass einem einjährigen Kind bereits etwa 70 bis 80 Kalorien

pro Kilogramm Körpergewicht für ein gesundes Wachstum aus-
reichen. Neben der reinen Energiezufuhr spielt aber auch die Zusammensetzung der Nahrung eine wichtige Rolle. Unsere Lebensmittel bestehen vor allem aus den Nährstoffen Kohlenhydrate, Eiweiß und Fett, zu denen noch Vitamine und Mineralstoffe
hinzukommen, die keinerlei Energie liefern, für ein gesundes
Wachstum und Leben aber unentbehrlich sind.

Kohlenhydrate – Energie fürs Wachstum

Ein Säugling sollte etwa 40 Prozent, also beinahe die Hälfte der
täglich benötigten Gesamtenergie, in Form von Kohlenhydraten zu
sich nehmen, was übrigens auch genau dem in der Muttermilch
enthaltenen Prozentsatz entspricht. Doch die Muttermilch bietet
nicht etwa einen willkürlichen Mix an Kohlenhydraten, sondern
beschränkt sich auf ein einziges, den Milchzucker – und tatsächlich benötigt Ihr Baby in den ersten Monaten
nach der Geburt auch nichts anderes. Aber
mit zunehmendem Alter, genauer gesagt mit
Beginn der Beikost, sollte der Anteil an Kohlenhydraten in der Babynahrung auf 45 bis 50 Prozent ansteigen, was optimalerweise in Form
von Kartoffeln, Getreide, Vollkornprodukten,
Obst und Gemüse erfolgt. Diese Lebensmittel
liefern nämlich nicht nur die wertvollen kom-
plexen Kohlenhydrate, sondern enthalten darüber hinaus auch viele lebenswichtige Vitamine, Mineralstoffe und Ballaststoffe.
Natürlich liefern auch Haushaltszucker, Voll-
rohrzucker, Honig, Dicksäfte, weißes Mehl und
Stärke Kohlenhydrate. Doch diese sogenannten
Einfach- und Zweifachzucker versorgen Ihr
Baby nur reichlich mit »leeren« Kalorien, an-
sonsten tragen sie kaum zu seiner Gesundheit
und seinem Wachstum bei. Sie sollten im ersten
Lebensjahr möglichst gemieden und später
nur in geringen Mengen gegeben werden.

GU-ERFOLGSTIPP

NAHRUNG FÜRS GEHIRN

Bestimmte Nährstoffe gelten als extrem wichtig für die Gehirnentwicklung von Kindern.
Dazu gehören die Omega-3-Fettsäuren, aber
auch Eisen, Jod und Zink sowie die B-Vitamine. Wenn Sie stillen, können Sie Ihr Kind
über die Muttermilch mit reichlich Omega-3-
Fettsäuren versorgen, indem Sie regelmäßig
Kaltwasserfische, Raps-, Soja- und Leinöl zu
sich nehmen. Denn etwa ein Drittel der in
der Muttermilch enthaltenen Fette stammt
direkt aus der Ernährung der Mutter. Und
auch viele Milchnahrungen sind heute damit
angereichert. Wenn Ihr Kind dann selbst
isst, lässt sich die Aufnahme dieser Nährstoffe über die Ernährung steuern.

Bestimmte Nährstoffe gel-
ten als besonders wichtig
für die Entwicklung des
Gehirns. Dazu gehören
besonders Omega-3-Fett-
säuren, Eisen, Jod und Zink
sowie die B-Vitamine.

Fett – mehr Energie geht nicht

Muttermilch liefert etwa 50 Prozent ihrer Energie in Form von Fett. Denn um auf die benötigte Menge von bis zu 120 Kalorien pro Kilogramm Körpergewicht zu kommen, muss eine Nahrung her, die viel Energie bei wenig Masse und Volumen liefert. Das gilt auch noch, wenn die Kinder mit der Beikost beginnen. Nur über fettreiche Kost können sie nämlich ihren Energiebedarf decken, ohne ihren kleinen Magen zu überlasten. Zudem transportieren Fette die fettlöslichen Vitamine A, D, E und K sowie die essenziellen Fettsäuren durch die Darmwand in den Blutkreislauf.

Erst gegen Ende des ersten Lebensjahres sinkt der Fettbedarf auf 40 bis 35 Prozent. Ab diesem Zeitpunkt sollten Sie darauf achten, dass Ihr Kind nur etwa die Hälfte seines Fettbedarfs über tierische Produkte (Fleisch, Butter, Milch und Milchprodukte) deckt. Die andere Hälfte seines Fettbedarfs sollte Ihr Baby über pflanzliche Produkte wie etwa hochwertiges Raps-, Sonnenblumen- oder Olivenöl erhalten. Vor allem die pflanzlichen Fette sind wichtig, damit Ihr Kind mit ausreichend essenziellen, also lebensnotwendigen Fettsäuren versorgt wird, die der Körper selbst nicht bilden kann und die deshalb über die Nahrung zugeführt werden müssen.

Diese Nährstoffe braucht Ihr Baby

	Alter 0–4 Monate pro Tag	Alter 5–12 Monate pro Tag	Diese Lebensmittel liefern die nötigen Nährstoffe ab Beginn der Beikost
Energiebedarf	112 kcal (pro kg Körpergewicht)	95 kcal (pro kg Körpergewicht)	
Eiweiß	2,2 g (pro kg Körpergewicht)	1,6 g (pro kg Körpergewicht)	Fisch, Fleisch, Kartoffeln, Vollkornprodukte, Eier
Fett	28–31 g	36–40 g	Öle, Butter
Kohlen-hydrate	54–58 g	92 g	Kartoffeln, Getreide, Vollkorn, Obst, Gemüse

Eiweiß – auf die Qualität kommt es an

Eiweiß sollte bei Babynahrung nicht mehr als 10 bis 15 Prozent des Tagesbedarfs an Energie ausmachen. Muttermilch enthält sogar noch weniger Eiweiß, wobei dieses von besonderer Qualität ist, da es neben Aufbaustoffen fürs Wachstum wichtige Immunstoffe enthält. Sobald Ihr Baby feste Nahrung zu sich nimmt, sollten Fisch, Fleisch, Kartoffeln, Vollkornprodukte und Eier die Haupteiweißlieferanten sein. Denn ihre Proteine sind besonders wertvoll. Am besten wird das Eiweiß von Babys verdaut, wenn es je zur Hälfte aus tierischen und pflanzlichen Quellen stammt, was mit den üblichen Beikostprodukten in der Regel der Fall ist.

BITTE WARTEN!
Mit Milch und Milchprodukten sollten Sie bis gegen Ende des ersten Lebensjahres warten, da Stoffwechsel und Nieren jetzt noch mit dem Abbau des Milcheiweißes überlastet sind.

Vitamine & Co

Da Ihr Baby im ersten Lebensjahr sehr schnell wächst, ist auch sein Bedarf an Vitaminen, Mineralstoffen und Spurenelementen in dieser Zeit enorm. In den ersten vier bis sechs Monaten erhält der Säugling über die Muttermilch so gut wie alles, was er benötigt. Mit Ausnahme der Vitamine K und D, die in der Muttermilch nicht in ausreichenden Mengen vorhanden sind.

Vitamin K und D

Vitamin K wird im Krankenhaus und beim Kinderarzt routinemäßig verabreicht, um das geringe Risiko von Blutungen bei Säuglingen zu reduzieren. Die Einnahme von Vitamin D als Vorbeugung gegen Rachitis wird während des gesamten ersten Jahres angeraten. Danach kann der kindliche Körper selbst ausreichend Vitamin D bilden, wenn das Kind sich im ersten Lebensjahr viel im Freien aufhält und entsprechende Lebensmittel zu sich nimmt.

Vitamin A und C

Vitamin A ist wichtig für den Sehvorgang. Wenn Sie Ihr Kind stillen oder ihm eine Milchnahrung geben, ist es damit gut versorgt. Problematisch ist die Versorgung nur bei Kindern, die ausschließlich selbst zubereitete Flaschennahrung aus Vollmilch erhalten. Beim Vitamin C verhält es sich ähnlich. Muttermilch und Säuglingsnahrungen enthalten ausreichend Vitamin C.

WANN BRAUCHT EIN BABY BALLASTSTOFFE?

Ballaststoffe sind ein wichtiger Teil der Ernährung, da sie – bei ausreichender Flüssigkeitszufuhr – im Darm aufquellen und so die Verdauung anregen. Muttermilch enthält keine Ballaststoffe, denn das kindliche Verdauungssystem wäre bis zum vierten Lebensmonat damit überfordert. Doch mit dem ersten Brei nimmt das Baby auch Ballaststoffe auf. Gewöhnen Sie es zunächst Löffel für Löffel daran. Mit stark ballaststoffreichen Lebensmitteln wie etwa Frischkornbreien empfiehlt es sich, bis zum zweiten Lebensjahr zu warten.

Mit Beikost rundum gut versorgt

Sobald Ihr Baby auf Beikost umsteigt, muss ein Großteil der Vitamine und Mineralstoffe zugefüttert werden. Vitaminreiche Kost in Form von Obst, Obstsäften, Gemüse und Vollkorngetreide ist deshalb enorm wichtig. Kalzium und Phosphat, die vor allem für die Knochenbildung von Bedeutung sind, können nun gut durch Milchnahrung und milchhaltige Breie zugeführt werden.

Eisenmangel rechtzeitig vorbeugen

Eisenmangel ist im Säuglings- und Kindesalter eine der häufigsten Mangelerscheinungen. Er äußert sich in Blutarmut mit übermäßiger Müdigkeit und Blässe. In den ersten vier bis sechs Lebensmonaten, also solange Ihr Baby ausschließlich Milchnahrung zu sich nimmt, wird der Eisenbedarf durch seine in den letzten Schwangerschaftsmonaten angelegten Eisenvorräte gedeckt. Doch gehen diese zu Ende, muss Ihr Kind das Eisen über die Nahrung erhalten. Dabei gilt: Eisen aus tierischen Quellen wird besser aufgenommen als solches aus pflanzlichen. Wenn die Gabe von Fleisch dann noch mit einem Vitamin-C-reichen Obstsaft kombiniert wird, nimmt der Körper das Eisen optimal auf.

Zink und Fluorid

Auch Zink zählt zu jenen Spurenelementen, von denen im Beikostalter eher zu wenig aufgenommen wird. Ein Mangel äußert sich beispielsweise in Hautveränderungen und kann sogar Verzö-

APROPOS FLUORID
Zuerst einmal eine Entwarnung: Ihr Kind wird keinen gesundheitlichen Schaden nehmen, wenn es einmal zu viel Fluorid abbekommt. Das kann der Fall sein, wenn Kinder fluoridierte Zahnpasta wegen des süßen Geschmacks schlucken oder gar essen und dabei regelmäßig Fluortabletten einnehmen.

gerungen im Wachstum zur Folge haben. Wenn Sie stillen, ist Ihr Baby in den ersten fünf Lebensmonaten ausreichend versorgt. Doch danach muss für Zufuhr von außen gesorgt werden. Besonders viel Zink ist in Fisch, Fleisch, Geflügel und Eiern enthalten.

Das Spurenelement Fluorid benötigt Ihr Baby für die Zahnhärtung und zum Aufbau sowie zur Festigung der Knochen. Darüber hinaus fördert Fluorid den Zahndurchbruch und schützt später die Zähne vor Karies. Muttermilch und Säuglingsmilchnahrungen enthalten nur wenig Fluorid, und auch das Trinkwasser trägt in der Regel kaum zur ausreichenden Versorgung bei. Dennoch sind Fluoridtabletten nicht grundsätzlich ein Muss, etwa wenn Ihr Trinkwasser eine entsprechend hohe Fluoridkonzentration (mehr als 0,7 Milligramm pro Liter) aufweist. Sprechen Sie Ihren Kinderarzt darauf an und lassen Sie sich individuell beraten.

Die wichtigsten Vitamine und Mineralstoffe

Vitamine und Mineralstoffe	Wichtig für	Enthalten in
Vitamin C	Eisenaufnahme, Abwehrkräfte, Bindegewebe	Obst, Obstsäften, Gemüse, Kartoffeln
B-Vitamine	Nerven, Stoffwechsel, Bildung roter Blutkörperchen	Milch und Milchprodukten, Getreide, Fleisch
Vitamin A	Sehvermögen	Gelbem Obst und Gemüse, Eigelb
Vitamin D	Knochenbildung	Unter Einwirkung von Sonnenlicht vom Körper gebildet
Kalzium	Knochenbildung	Milchnahrung und milchhaltigen Breien
Phosphat	Knochenbildung	Milchnahrung, Milchbreien, fleischhaltigen Breien
Eisen	Rote Blutkörperchen	Fleischhaltigen Breien, Vollkorngetreide
Zink	Wachstum	Fleisch- und fischhaltigen Breien, Eiern
Fluor	Zahnhärtung	Fluoriertem Speisesalz, fluorhaltiger Zahnpasta
Jod	Bestandteil der Schilddrüse	Jodiertem Speisesalz, Meerwasserfisch

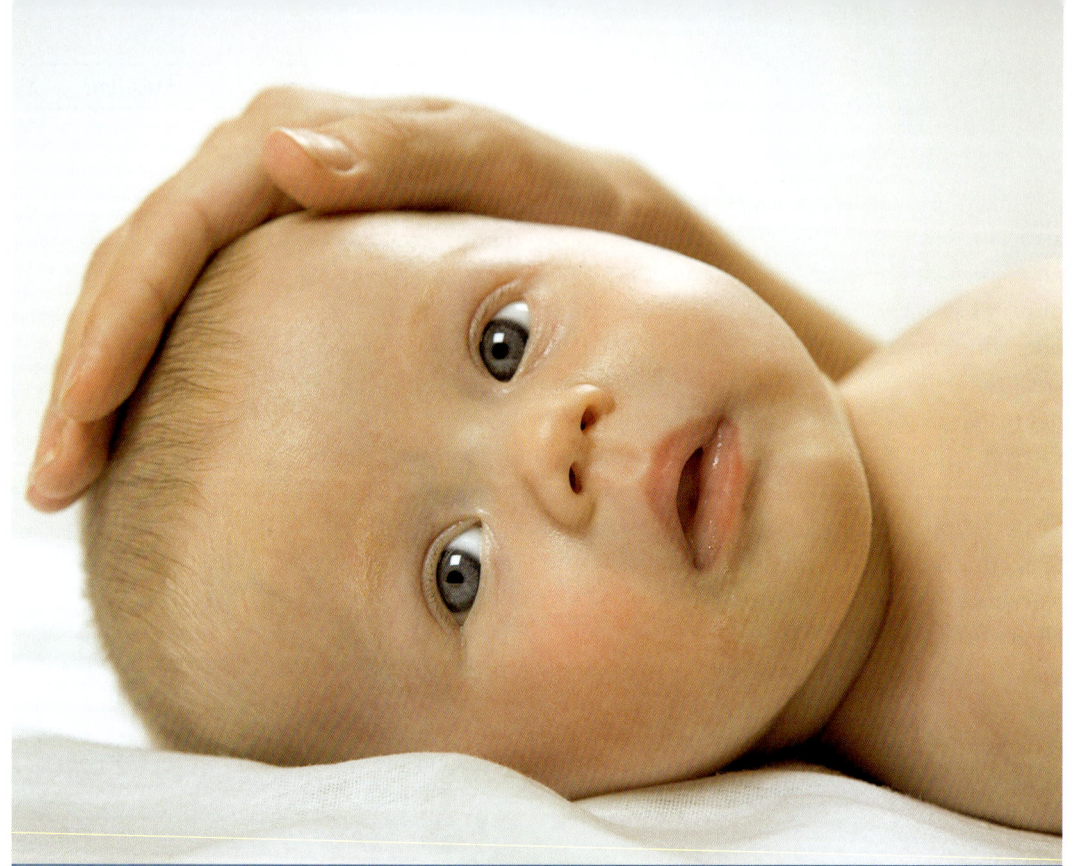

Allergien – ist auch
mein Kind betroffen?

Allergien und allergische Erkrankungen sind seit einigen Jahrzehnten auf dem Vormarsch. Dabei sind es vor allem Säuglinge und Kleinkinder, die immer häufiger von Neurodermitis, Nahrungsmittelallergien und auch von Unverträglichkeiten geplagt werden. Die Wissenschaft versucht seit geraumer Zeit herauszufinden, warum diese Erkrankungen früher seltener waren und worin die Gründe für den Anstieg liegen könnten. Doch trotz aller Bemühungen sind noch immer nicht alle Fragen geklärt. Sobald die Sprache auf das Thema Allergien kommt, überlegen sicher auch Sie, ob und wie Sie Ihr Kind schützen können. Tatsächlich gibt es die Möglichkeit, Risiken schon frühzeitig zu erkennen und durch entsprechende Maßnahmen eine Erkrankung abzuwenden oder zumindest zu mildern. Heute weiß man, dass als Allergieauslöser vor allem die Ernährung im ersten Lebensjahr eine bedeutende Rolle spielt – und die lässt sich ja bekanntlich von den Eltern beeinflussen.

Wie kommt es zu einer Allergie?

Sie können sich unser Immunsystem als inneren Schutzschild des Körpers vorstellen: Er wehrt Bakterien, Viren und andere eventuell gesundheitsschädliche Stoffe, die im Körper ihr Unwesen treiben wollen, wirkungsvoll ab. Bei einer Allergie hingegen reagiert das Immunsystem auch auf normalerweise harmlose Stoffe, die sogenannten Allergene. Dabei kann es sich ebenso gut um Blütenpollen wie um diverse, für andere Menschen völlig harmlose Lebensmittel handeln. Im Fall einer Allergie kommt es im Körper zu einem »Fehlalarm«, da das an sich harmlose Allergen als gesundheitsschädlich eingestuft wird. In der Folge bildet das Immunsystem vermehrt spezifische Antikörper, bei denen es sich meist um sogenannte Immunglobuline E (IgE) handelt. Und durch eben diese Bildung von Antikörpern kommt es zur sogenannten Sensibilisierung. Bei diesem ersten Kontakt treten noch keine Allergiesymptome auf. Doch schon beim zweiten Zusammentreffen mit dem Allergen ist es so weit: Die Haut rötet sich und juckt, die Nase läuft, der Bauch tut weh, oder man muss erbrechen – die Allergie zeigt sich. Die Symptome müssen aber nicht sofort auftreten. Es ist durchaus möglich, dass sich erst einige Tage oder Wochen später eine Reaktion aufs Allergen zeigt.

Warum diese Häufung von Allergien?

17 Prozent aller Kinder und Jugendlichen leiden unter einer Allergie, wobei Lebensmittelallergien bei den Kleinen deutlich häufiger vorkommen als bei Erwachsenen. Die häufigste Allergie bei Säuglingen und Kleinkindern ist die gegen Kuhmilch.

BESONDERS MILCH UND MILCHPRODUKTE
Im Säuglingsalter sind Lebensmittel – und hier an erster Stelle Kuhmilch – die häufigsten Auslöser einer Allergie. Diese äußert sich vor allem in Form einer Neurodermitis oder durch Beschwerden im Magen-Darm-Trakt. Heuschnupfen oder allergisches Asthma kommen in diesem Lebensalter kaum vor.

Das Allergierisiko einschätzen	
In der Familie allergisch	**Allergierisiko**
Kein Elternteil	5–15 Prozent
Ein Elternteil	20–40 Prozent
Beide Eltern	40–60 Prozent
Beide Eltern mit gleichen Symptomen	60–80 Prozent
Ein Geschwisterkind	25–35 Prozent

Ein schweres Erbe

Wer wissen möchte, wie hoch die Chancen stehen, dass sein Kind unter Umständen einmal an einer Allergie erkrankt, wird als Erstes auf die Erbanlagen des Kindes verwiesen. Ein Kind gilt dann als allergiegefährdet, wenn die Mutter beziehungsweise der Vater oder beide Elternteile und/oder Geschwister bereits an einer Allergie leiden. Denn die erhöhte Bereitschaft des Körpers, auf Allergene zu reagieren, wird vererbt. Das heißt, dass Ihr Kind zwar ein erhöhtes Risiko hat, an einer Allergie zu erkranken, wenn Sie oder Ihr Partner beziehungsweise Geschwisterkinder vorbelastet sind, dass es aber nicht zwingend dazu kommen muss.

Die Umwelt schlägt zurück

Immer mehr geraten auch Belastungen von außen ins Blickfeld der Wissenschaftler. Bekannt ist inzwischen, dass Mütter, die in der Schwangerschaft rauchen und ihr Baby nach der Geburt Zigarettenrauch aussetzen, dessen Risiko, an einer Allergie zu erkranken, um ein Vielfaches erhöhen. Auch übertriebene Hygienemaßnahmen werden als Grund für die steigende Zahl von Allergien angeführt, ebenso wie die ständig zunehmende Menge von Umweltschadstoffen und auch die im Sommer häufig erhöhten Ozonwerte. Darüber hinaus untersuchen Wissenschaftler, in welchem Zusammenhang das Auftreten von Allergien mit Stress, frühen Infekten und Allergenen aus dem Wohnungsumfeld steht.

Was kann ich als Mutter tun?

Viele Mütter, die an einer Allergie leiden, verzichten schon während ihrer Schwangerschaft auf verschiedene Lebensmittel, aus Angst, ihr Baby könnte ebenfalls eine Allergie entwickeln. Es gibt allerdings keine gesicherten Beweise dafür, dass das Baby dadurch vor der Entstehung von Allergien geschützt ist. Gleiches gilt für die Stillzeit. Diskutiert wird momentan noch, ob Probiotika und

Omega-3-Fettsäuren das Allergierisiko minimieren können. Eine reichliche Aufnahme schadet aber generell nicht, sondern ist zu begrüßen. Omega-3-Fettsäuren sind besonders in fetten Fischen wie Lachs und Hering sowie in Raps- und Walnussöl enthalten. Doch selbst wenn Ihr Kind allergisch veranlagt ist, bedeutet das nicht, dass es eine Allergie bekommen muss. Wenn Sie zu häufigen und frühen Kontakt mit Allergenen vermeiden (also möglichst spät mit Säuglingsmilchnahrungen auf Soja- oder Kuhmilchbasis starten) und Ihr Kind vor ungünstigen Umweltfaktoren schützen, hat es gute Chancen auf ein Leben ohne Allergien.

Training fürs Immunsystem

Experten sehen in den übertriebenen Hygienemaßnahmen eine weitere Ursache für vermehrte Allergien (Hygienehypothese). Da dadurch auch ungefährliche Keime beseitigt werden, kommt das Immunsystem des Babys kaum noch mit harmlosen Keimen in Kontakt – und ist unterfordert. In der Folge richtet das Immunsystem seine Abwehrkräfte vermehrt gegen harmlose Stoffe aus der Umgebung wie etwa Lebensmittel. Denn tatsächlich erkranken Kinder, die auf einem Bauernhof aufwachsen oder schon früh mit anderen Kindern in Berührung kommen (Kinderkrippe, Geschwister), seltener an Allergien als Kinder, die in der Stadt und mit wenig Kontakt zu anderen Kindern groß werden.

Wenn Nahrung krank macht

Nahrungsmittelallergien treten vermehrt in der frühen Kindheit auf, denn dann sind das Immun- und Verdauungssystem noch nicht voll entwickelt. Vor allem in den ersten Lebenswochen ist die Darmschleimhaut erheblich durchlässiger als etwa bei größeren Kindern, sodass zugefüttertes »fremdes Eiweiß« in kleinsten Teilen durch die Darmschleimhaut ins Blut gelangen und eine Allergie auslösen kann. Wer also eine Allergie hinauszögern und die Symptome mildern möchte, sollte sein Baby möglichst lang voll stillen oder im ersten Lebensjahr mit HA-Milchnahrung (siehe dazu ab Seite 54) füttern und sich bei der Einführung der Beikost auf einige wenige Lebensmittel beschränken.

NICHT UNBEDINGT BLEIBEND
Besonders bei Kuhmilch- oder Hühnereiallergien gilt – je jünger ein Kind beim Auftreten von allergischen Symptomen ist, umso größer ist die Wahrscheinlichkeit, dass sich die Allergie bis zum Schulalter wieder verliert.

Die häufigsten Allergien bei Säuglingen

In puncto Allergien gibt es einige Tatsachen: Ein Kind mit erblicher Vorbelastung hat ein erhöhtes Allergierisiko. Kinder reagieren heute verstärkt allergisch auf Lebensmittel und Umwelteinflüsse. Doch wir als Eltern können vor allem dann etwas tun, wenn es um Lebensmittelallergien geht.

So beugen Sie Allergien vor

Leider gibt es keine Garantie dafür, dass Ihr Kind trotz aller Vorsicht nicht doch an einer Allergie erkrankt. Aber wer gewisse Regeln beachtet, hat gute Chancen, den Ausbruch einer allergischen Erkrankung zu verzögern und durch entsprechende Maßnahmen die Beschwerden abzuschwächen. Bei drei- bis fünfjährigen Kindern kann sogar das Allergierisiko gesenkt werden. Hier die wichtigsten vorbeugenden Maßnahmen im Überblick:

> Indem Sie Ihr Baby in den ersten sechs Lebensmonaten stillen, geben Sie ihm den besten Allergieschutz mit auf den Weg. Falls Sie nicht stillen, sollten Sie Ihr Baby während dieser Zeit ausschließlich mit einer HA-Nahrung füttern.

> Starten Sie mit der Beikost erst ab dem siebten Monat. Beginnen Sie dann ganz langsam, indem Sie ein Lebensmittel nach dem anderen in den Speiseplan einführen (siehe Seite 60 ff.).

> Verzichten Sie im ersten Lebensjahr auf Kuhmilch und Produkte, die Kuhmilch enthalten. Außerdem sollten Sie während des ersten Lebensjahres, eventuell auch noch im zweiten, keine Lebensmittel anbieten, die häufig Allergien auslösen wie etwa Soja, Eier, Nüsse oder Fisch.

> Rauchen im Umfeld von allergiegefährdeten Kindern sollte tabu sein. Besucher sollten zum Rauchen nach draußen gehen.

> Vermindern Sie den Kontakt mit Pollen, indem Sie während besonders starkem Pollenflug lieber nachts lüften und die Fenster ab dem Morgen geschlossen halten. Damit möglichst wenig Pollen ins Kinderzimmer gelangen, sollte Ihr Kind sich abends nicht im Kinderzimmer, sondern zum Beispiel im Bad ausziehen und unter Umständen vor dem Schlafen duschen und Haare waschen.

ACHTUNG, STAUBFALLEN!
Achten Sie darauf, dass sich in Ihrer Wohnung möglichst wenig Staub sammeln kann. Echte Staubfallen sind zum Beispiel langflorige Teppiche. Ideal sind dagegen Bodenbeläge, die sich wischen lassen. Und auch Haustiere sollten möglichst nicht in der Wohnung gehalten werden, da ihre Haare und Hautschuppen Allergien auslösen können.

Lebensmittelallergien bei Babys

Am häufigsten treten im Säuglingsalter Allergien auf Kuhmilcheiweiß, Hühnerei, Weizen und Soja auf. Dabei sind die allergischen Reaktionen in den meisten Fällen auf ein oder zwei dieser Produkte beschränkt. Statistisch folgen in der »Hitliste der Allergene« Nüsse, Fisch, Tomaten und Schokolade gleich hinterher. Doch man sollte nie vergessen, dass prinzipiell jedes Lebensmittel eine Allergie auslösen kann!

Bei einer Lebensmittelallergie im Säuglingsalter sind fast immer die Haut oder der Magen-Darm-Trakt betroffen. Der Körper reagiert über die Haut mit einer Neurodermitis, oder es kommt zu Erbrechen, Durchfall, Blähungen und Bauchschmerzen. Sollte Ihr Baby an einer Lebensmittelallergie erkranken, besteht erst einmal kein Grund zur Panik. Denn je früher diese auftritt, umso größer ist die Wahrscheinlichkeit, dass sie bis zum Schulalter wieder verschwindet.

Allergie auf Kuhmilcheiweiß

Allergische Reaktionen auf das Eiweiß von Kuhmilch treten im Säuglingsalter am häufigsten auf. Die Allergie äußert sich vor allem durch Beschwerden des Magen-Darm-Trakts (Erbrechen und Durchfall). Sie kann sich aber auch über die Atemwege in Form von Asthma oder – seltener – über die Haut als Neurodermitis zeigen. Dass diese Allergie so häufig auftritt, liegt weniger am Kuhmilcheiweiß an sich, sondern daran, dass Kuhmilch oft zu früh und in zu großen Mengen gefüttert wird. Vor allem zu Beginn fällt den Eltern die Auswahl der jetzt erlaubten Lebensmittel schwer, da bei näherer Beschäftigung deutlich wird, in wie vielen Lebensmitteln sich Kuhmilch versteckt.

Eine Unverträglichkeit auf Kuhmilcheiweiß ist zwar nie angenehm, doch es gibt einen Trost: Sie hält meist nicht lange an, sodass Sie bereits zu Beginn des zweiten Lebensjahres einen vorsichtigen Versuch starten können, Kuhmilch in die Nahrung einzuführen. Außerdem stehen die Chancen gut, dass die Allergie wieder vergeht, denn 80 bis 90 Prozent aller Kinder überwinden eine Kuhmilcheiweißallergie vor dem dritten Lebensjahr!

HARMLOSE UNVERTRÄGLICHKEITEN

Reaktionen auf Zitrusfrüchte, beispielsweise auf Orangen, sowie auf saure Beeren sind erst einmal keine Lebensmittelallergie. In der Regel handelt es sich dabei um Unverträglichkeitsreaktionen auf die enthaltenen Säuren oder auch auf diverse Spritzmittel. Solche Unverträglichkeiten treten häufig auf, verlaufen in der Regel jedoch eher harmlos.

MILCHALTERNATIVEN

Babys mit Kuhmilchallergie benötigen einen Trinkersatz. Dafür wurden spezielle Babynahrungen entwickelt, deren Eiweiß bereits so klein aufgespalten ist, dass es vom Körper Ihres Babys nicht mehr als fremd erkannt und daher vertragen wird. Beraten Sie sich diesbezüglich mit Ihrem Kinderarzt, der Ihnen genau sagen kann, welches Produkt zu Ihrem Kind passt. Wichtig: Die überall erhältliche HA-Nahrung ist für Kinder mit einer bereits bestehenden Kuhmilchallergie nicht geeignet! Sie ist allein für Kinder gedacht, die zwar stark allergiegefährdet sind, bei denen aber noch keine Allergie ausgebrochen ist.

Ein Leben mit wenig oder ganz ohne Milch

Die Folgen und die Schwere einer Allergie auf Kuhmilcheiweiß können sehr unterschiedlich sein: Es ist durchaus möglich, dass Ihr Kind, wenn die Allergie nur sehr schwach ausgeprägt ist, gekochte Milch und verschiedene Milchprodukte wie Joghurt und Käse verträgt. Vielleicht kann es auch kleine Mengen Milchprodukte problemlos essen, da die allergischen Reaktionen erst beim Verzehr größerer Mengen auftreten. Doch wenn Ihr Kind stark betroffen ist, müssen von nun an nicht nur Milch und Milchprodukte gemieden werden, sondern auch alle Lebensmittel, die in kleinsten Mengen Milch enthalten. Dazu zählen beispielsweise diverse Brotsorten, Kartoffelfertigprodukte, Fertigpuddings, Schokolade und sogar einige Instantsäuglingstees! In diesem Fall lohnt es sich, jeweils Informationsmaterial anzufordern.

Weizenallergie

Bei den Getreideallergien kommt die gegen Weizen im ersten Lebensjahr am häufigsten vor. Kein Wunder, ist doch in vielen Beikostprodukten, vor allem in Breien, Weizen enthalten. Babys können auf Weizen sehr unterschiedlich reagieren: Neben der Haut (Neurodermitis) ist oft auch der Magen-Darm-Trakt mit Erbrechen und Durchfall betroffen. Deshalb sollten Sie bei einem allergiegefährdeten Kind im ersten Lebensjahr komplett auf Weizen verzichten und stattdessen auf Dinkel, Hirse oder Reis ausweichen.

Sonderfall Zöliakie

Babys, die unter Zöliakie leiden, vertragen kein Gluten. Hierbei handelt es sich um das Klebereiweiß, das in Weizen, Roggen, Gerste, Hafer, Dinkel, Grünkern und anderen Weizenabkömmlingen vorkommt sowie in Produkten daraus. Eines von 1000 Babys leidet unter dieser Erkrankung und muss deshalb lebenslang die genannten Getreidesorten und entsprechende Nahrungsmittel meiden, da sonst eine ständige Entzündung der Darmschleimhaut die Folge wäre.

Babys mit Zöliakie fallen unter anderem dadurch auf, dass sie mit dem Körpergewicht ihrer Geburtsperzentile hinterherhinken (siehe Seite 10), häufig unter Durchfall leiden sowie blass und appetitlos sind. Wenn Sie befürchten, dass Ihr Baby betroffen ist, sollten Sie unbedingt mit Ihrem Kinderarzt sprechen, da nur er eine Diagnose stellen und die Behandlung einleiten kann.

Allergie gegen Sojaeiweiß

Eine Sojaeiweißallergie tritt häufig in Kombination mit einer Kuhmilcheiweißallergie auf (siehe Seite 27). Deshalb sollten Sie im ersten Lebensjahr bei einer bestehenden Kuhmilchallergie Ihrem Baby keine Sojamilch anbieten und auf jegliche Sojaprodukte verzichten. Diese Allergie zeigt sich vor allem durch Beschwerden des Magen-Darm-Trakts (Erbrechen und Durchfall), kann sich aber auch durch Asthma oder Neurodermitis äußern.

Ungeeignet: Ziegen-, Schafs- und Sojamilch

Nachgewiesen ist, dass viele Babys, die an einer Kuhmilchallergie leiden, ebenso auf Ziegen- und Schafsmilch mit einer Allergie reagieren. Als Trinkersatz für Kuhmilch sind sie also ungeeignet. Und auch Sojamilchnahrung kommt hier als Trinkmilchersatz – speziell im ersten Lebensjahr – nicht infrage. Denn bis zu einem Drittel aller Kinder mit Kuhmilchallergie entwickeln auch eine Allergie auf das Sojaprotein. Lassen Sie sich zu diesem Thema unbedingt von Ihrem Kinderarzt beraten!

Die therapeutische Spezialnahrung schmeckt übrigens bitter, sodass Ihr Kind erst einmal nicht begeistert sein wird. Es muss sich aber an den Geschmack gewöhnen.

ALLERGIE ODER UNVERTRÄGLICHKEIT?
Tatsächlich muss nicht jede Unverträglichkeitsreaktion Ihres Babys auf ein Lebensmittel eine Allergie sein. Es gibt auch sogenannte Lebensmittelintoleranzen. Hier gleichen die Symptome denen einer echten Allergie, das Immunsystem bildet jedoch keine Antikörper. Häufig werden solche Intoleranzen auf Lebensmittelzusätze wie Farbstoffe, Konservierungsstoffe, Antioxidanzien und Stabilisatoren beobachtet. Hier lässt sich mithilfe einer sogenannten Ausschlussdiät herausfinden, welches Lebensmittel zu den Reaktionen – meist der Haut – führt. Dieses sollte dann gemieden werden.

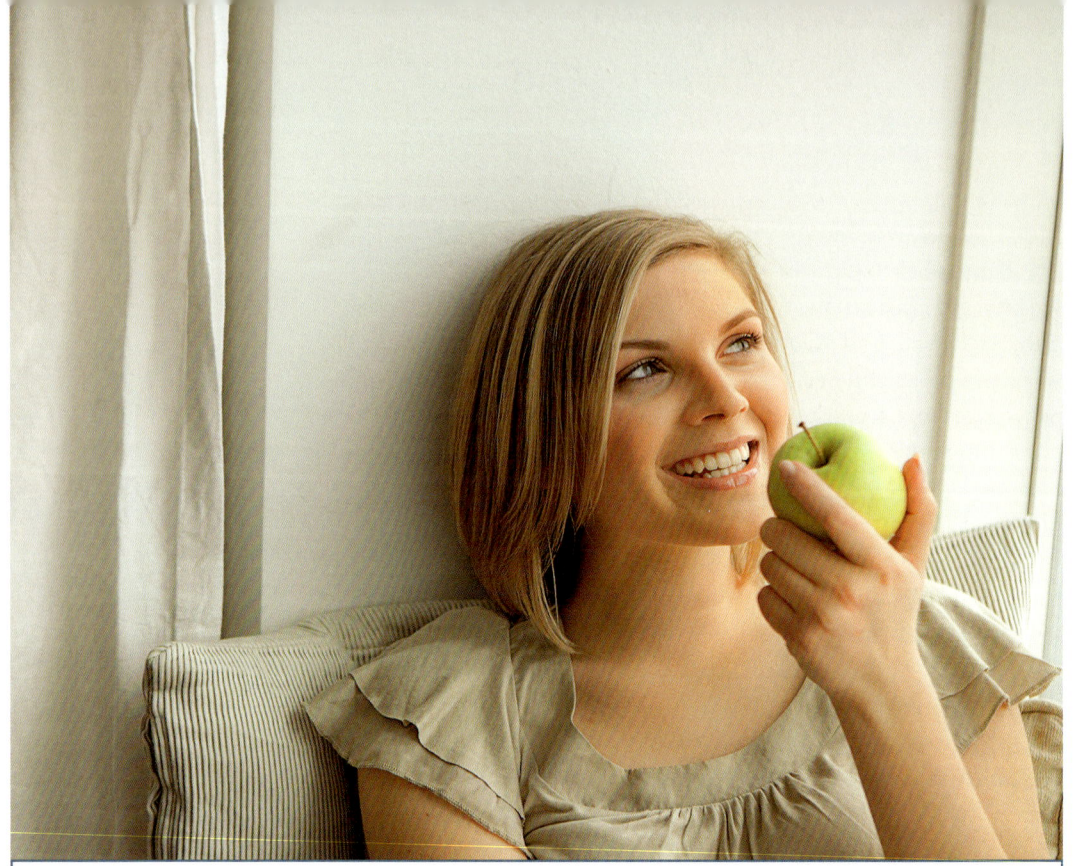

Ernährung für frisch-
gebackene Mütter

Nach der Geburt gibt es zahlreiche Gründe, sich intensiver mit der eigenen Ernährung zu beschäftigen: Der »Inhalt« Ihres Babybauchs liegt nun zwar in der Wiege vor Ihnen, doch häufig ist die Figur noch ein gutes Stück davon entfernt, wie früher zu sein. Außerdem stillen Sie und sind sich nicht sicher, ob Sie mit Ihrer Ernährung alles richtig machen? Tatsache ist, dass die meisten Frauen nach der Geburt zwei bis vier Kilo mehr auf die Waage bringen – Kilos, die Ihr Körper übrigens ganz bewusst als Reserven für die

Stillzeit angelegt hat. Und was das Stillen anbelangt, geben Sie im Moment viele Vitamine und Nährstoffe über die Muttermilch an Ihr Baby ab, weshalb eine ausgewogene Ernährung besonders wichtig ist. Hinzu kommt, dass gerade die erste Zeit mit einem Baby viel Kraft und Nerven kostet; und die haben Sie nur dann, wenn Sie sich richtig ernähren. Ist das nicht schon während Ihrer Schwangerschaft geschehen, sollten Sie spätestens jetzt Ihre Ernährungsgewohnheiten einmal genauer unter die Lupe nehmen.

Das brauchen Sie während der Stillzeit

In der Stillzeit ist Ihr Energiebedarf noch höher als während Ihrer Schwangerschaft; und mit den jetzt benötigten zusätzlichen 550 bis 600 Kalorien liegt Ihr Bedarf deutlich über dem im nicht schwangeren Zustand. Doch egal, was und wie viel oder wenig Sie essen, Ihre Muttermilch versorgt Ihr Baby stets mit der gleichen Menge an Nährstoffen. Falls Sie Ihrem Körper diese nicht über die Nahrung zuführen, holt er sich die Nährstoffe aus Ihren Reserven. Das heißt: Wenn überhaupt jemand unterversorgt ist, dann nicht Ihr Baby, sondern Sie! Sollten Sie sich ständig müde und ausgepowert fühlen, kann das ein Zeichen hierfür sein.

GU-ERFOLGSTIPP   IN DER STILLZEIT BESTENS ERNÄHRT

Stillen verlangt Ihrem Körper ordentlich etwas ab, sodass eine ausgewogene, vielseitige Ernährung besonders wichtig ist.

> Trinken Sie reichlich, denn je mehr Flüssigkeit Sie zu sich nehmen, umso besser fließt die Milch. Trinken Sie stets zu wenig, hilft eine Flasche Wasser in Sichtweite!

> Essen Sie viel (rohes) Obst und Gemüse, das Sie mit Vitaminen und Mineralstoffen versorgt und das gleichzeitig wenig Kalorien enthält.

> Gönnen Sie sich in Ruhe ein ordentliches Frühstück mit Vollkornbrot, Käse, magerer Wurst, Joghurt oder einem Müsli mit Obst.

> Kochen und essen Sie fettarm, bevorzugen Sie dabei Pflanzenöle wie Raps-, Oliven-, Maiskeim-, Sonnenblumen- oder Walnussöl. Diese enthalten viele mehrfach ungesättigte Fettsäuren; und die sind für die Gehirnentwicklung Ihres Babys wichtig.

> Viele kleine Mahlzeiten versorgen Sie kontinuierlich mit Energie.

Auch wenn's schwerfällt: Üben Sie sich in Geduld!

Wahrscheinlich sind Sie jetzt, kurz nach der Geburt, mit Gewicht und Figur noch nicht zufrieden. Trotzdem sollten Sie Ihre Wunschfigur noch etwas zurückstellen und mit dem bewussten Abnehmen bis nach der Stillzeit warten. Denn wer während der Stillzeit mehr als 500 Gramm pro Monat abnimmt, gefährdet dadurch nicht nur sich selbst, sondern auch sein Kind: Für Sie als Mutter besteht die Gefahr eines Nährstoffmangels, während Ihr Baby die bisher im Körperfett gespeicherten und jetzt gelösten Giftstoffe über die Muttermilch zu sich nimmt. Und gerade wenn es ums langsame Abnehmen geht, können Frauen, die stillen, punkten: Es ist erwiesen, dass sie langsam, dafür aber sicher und ohne großen Aufwand zu ihrem Ausgangsgewicht zurückkehren.

Lebensmittel, die schaden können

Während Sie in der Schwangerschaft gewisse Lebensmittel wie etwa rohe Eier oder rohes Fleisch gemieden haben, gibt es für Sie

GU-ERFOLGSTIPP   VON FALL ZU FALL UNTERSCHIEDLICH REIZEND

Einige Fruchtsäuren, allen voran die in Zitrusfrüchten enthaltenen, können bei Babys Hautirritationen hervorrufen, die vor allem im Windelbereich auftreten. Wenn Sie also feststellen, dass Babys Po immer dann wund ist, wenn Sie Zitrusfrüchte gegessen oder deren Saft getrunken haben, sollten Sie für den Rest der Stillzeit auf anderes, mildes Obst wie etwa Äpfel oder Pfirsiche ausweichen. Zwiebeln, Hülsenfrüchte und Kohl enthalten sogenannte organische Schwefelverbindungen. Wenn Sie Blähungen bei Ihrem Baby nach dem Verzehr von solchen Lebensmitteln beobachten, sollten Sie diese erst einmal von Ihrem Speiseplan streichen. Bei Kaffee, schwarzem Tee oder Matetee ist zu beachten, dass das in ihnen enthaltene Koffein auch in die Muttermilch übergeht. Fatal: Koffein wirkt bei Kindern stärker als bei Erwachsenen, sodass Babys auf Mamas Kaffee- oder Teegenuss mit Unruhe, Reizbarkeit, Koliken oder Schlaflosigkeit reagieren. Wenn Sie hier einen Zusammenhang sehen, sollten Sie Ihren Kaffee- und/oder Teekonsum auf zwei Tassen pro Tag reduzieren oder ganz darauf verzichten. Beachten Sie auch, dass manche Eistees, Colagetränke und Energydrinks ebenfalls reichlich Koffein enthalten!

während der Stillzeit prinzipiell keine Produkte, die für Sie tabu sind. Dennoch gibt es einige Nahrungsmittel, die über die Muttermilch beim Baby zu Blähungen oder einem wunden Po führen können. Wer sichergehen möchte, testet diese Lebensmittel in geringer Menge und beobachtet sein Baby danach. Treten entsprechende Symptome auf, sollten Sie vorerst darauf verzichten.

Alkohol und Nikotin – nichts für Babys!

Alkohol gelangt nicht nur in die Muttermilch, er hemmt auch deren Bildung. Früher empfahl man stillenden Frauen, größere Mengen Bier zu trinken, um den Milchfluss anzuregen. Doch diese These hat heute keinen Bestand mehr. Im Gegenteil: Sie sollten sogar aufs Gläschen Sekt verzichten, da Alkohol bereits in kleinen Mengen in die Milch wandert und den kindlichen Stoffwechsel unnötig belastet. Wenn Sie zu einem besonderen Anlass dennoch einmal ein Glas Sekt trinken möchten, dann am besten unmittelbar nach dem Stillen.

Auch Nikotin geht direkt in die Muttermilch über. Daher sollten Sie in der Stillzeit aufs Rauchen verzichten oder, wenn das nicht geht, es wenigstens stark einschränken. Ganz wichtig: Niemals kurz vor oder während des Stillens rauchen, da Ihr Baby dann besonders viel Nikotin abbekommt. Natürlich schadet passives Rauchen dem Baby ebenfalls!

Alternative Ernährungsformen in der Stillzeit

Sie sind Vegetarierin und sich nicht sicher, ob Ihr Baby beim Stillen umfassend versorgt ist? Hier muss man grundsätzlich unterscheiden, ob Sie nur auf Fleisch verzichten oder sich vegan ernähren, also auf jede Art tierischer Kost (auch Eier und Milch) verzichten (siehe dazu Seite 79).

Grundsätzlich gilt, dass Stillende, die zwar kein Fleisch verzehren, dafür aber ausreichend Milch und Milchprodukte sowie Eier zu sich nehmen und sich zudem vollwertig ernähren, sich und Ihr Baby ohne Mangelerscheinungen durch die Stillzeit bringen, wenn der Speiseplan sorgfältig zusammengestellt wird. Für Veganer gilt das umso dringlicher!

RAUCHFREIE UMGEBUNG

Nikotin fördert nachweislich das Entstehen von Allergien. Die Umgebung Ihres Babys sollte absolut rauchfrei sein. Bitten Sie auch Gäste, nicht im Zimmer zu rauchen, in dem sich Ihr Baby für gewöhnlich aufhält.

Lebensmittel, die Ihnen guttun

Die folgenden Seiten zeigen Ihnen, welche Lebensmittel kurz nach der Geburt beziehungsweise während der Stillzeit besonders gut für Sie sind, da sie Sie mit vielen Nähr- und Vital-

Das tut Ihnen gut	Warum, was steckt darin?
Getränke	Ihr Körper kann nur dann eine ausreichende Menge Muttermilch bilden, wenn Sie ihm vorher die entsprechende Menge Flüssigkeit zuführen.
Getreide, Getreideprodukte und Kartoffeln	Getreide liefert viele komplexe Kohlenhydrate und versorgt Sie in der Vollkornversion zudem noch mit vielen wichtigen Vitaminen und Mineralstoffen sowie einer großen Menge an Ballaststoffen. Getreide und auch Kartoffeln enthalten sehr viel pflanzliches Eiweiß. Durch die große Menge an Ballaststoffen sättigen sie auch rasch, wodurch insgesamt nicht so viel Nahrungsenergie aufgenommen wird. Außerdem wird dadurch die Verdauung angeregt und Verstopfung vorgebeugt. Kartoffeln liefern ebenfalls wichtige Mineralstoffe und Vitamine. Sie tragen auch viel zur Vitamin-C-Versorgung bei.
Obst und Gemüse	Essen Sie fünfmal am Tag Obst oder Gemüse, das Sie idealerweise nach den Ampelfarben (rot, orange, grün) auswählen. Dann nehmen Sie nicht nur viele Vitamine, Mineral- und Ballaststoffe, sondern auch noch jede Menge bioaktive Substanzen zu sich.
Milch, Milchprodukte, Eier	Milch und Milchprodukte sollten jeden Tag auf dem Speiseplan zu finden sein, da Sie während der Stillzeit etwa doppelt so viel Kalzium wie vor der Schwangerschaft benötigen. Aber auch viel wichtiges Eiweiß ist in Milch und Milchprodukten enthalten. Besonders wenn Sie kein oder nur wenig Fleisch essen, sind Milch und Milchprodukte eine wichtige Quelle dafür. zwei bis drei Eier pro Woche liefern reichlich Eiweiß, wobei Sie aber immer auch die Eier berücksichtigen sollten, die in fertigen Lebensmitteln wie etwa Kuchen oder Nudeln verarbeitet sind.
Fleisch und Fisch	Das darin enthaltene Eisen ist besonders für die Zeit nach der Geburt wichtig. Da die Eisenspeicher nach der Schwangerschaft oft sehr leer sind und aufgefüllt werden müssen, sollten Sie Fleisch drei- bis viermal wöchentlich genießen.Beim Fisch können neben mageren Sorten durchaus ein- bis zweimal pro Woche mal fettere Seefische auf den Tisch kommen, da sie wertvolle mehrfach ungesättigte Fettsäuren und reichlich Jod enthalten.
Öle und Fette	Muttermilch enthält viel Fett. Der Fettgehalt kann durch die Ernährung nicht beeinflusst werden, wohl aber die Zusammensetzung der Muttermilch. Optimale Effekte erhalten Sie, indem Sie kalt gepressten pflanzlichen Ölen den Vorzug geben, da sie die wertvollen ungesättigten Fettsäuren enthalten.

stoffen versorgen und Ihnen außerdem helfen, langsam und Schritt für Schritt wieder zu Ihrem Wunschgewicht zu kommen.

Wie?	Am besten in Form von ...
Nicht auf den Durst warten, sondern immer trinken, bevor er sich meldet!	Mineral- und Leitungswasser, Kräuter- oder Früchtetee, stark verdünnten Obst- und Gemüsesäften, gespritzter Molke oder Buttermilch. Wer den Milchfluss in Gang bringen möchte, trinkt Milchbildungstee.
Etwa die Hälfte aller Getreideprodukte sollten Sie in Form von Vollkornprodukten (Naturreis, Vollkornnudeln, Vollkornbrot und -gebäck sowie Vollkornmehl) zu sich nehmen. Ideale Kombinationen sind beispielsweise Getreide mit Milch, wie das beim Müsli oder einem Käsebrot der Fall ist, oder Getreide mit Hülsenfrüchten, also wenn Sie Bohneneintopf mit Vollkornbrot genießen.	Brot, Nudeln, Reis, idealerweise zur Hälfte in der Vollkornversion. Andere Getreidesorten wie Bulgur, Polenta, Couscous oder Quinoa sorgen für Abwechslung; Müsli. Geeignet sind auch Kartoffeln in Form von Pell- oder Ofenkartoffeln, da sie dann maximale Inhaltsstoffe bei minimalem Fettgehalt liefern.
Das gelingt leicht, wenn zu jeder Mahlzeit Gemüse gehört und Obst oder Obstsaft als Nachtisch oder Zwischenmahlzeit genommen wird.	Obst und Gemüse der Saison, frisch natürlich und idealerweise aus Bio-Anbau.
Greifen Sie bei Milch und Milchprodukten möglichst oft zu fettarmen Varianten, da sie besonders viel Eiweiß enthalten, ohne zu viel Energie zu liefern. Außerdem lässt sich mithilfe von Milch, Joghurt & Co leicht die Lust auf Süßes überlisten: Denn auch mit fettarmer Milch zubereiteter Pudding oder ein Naturjoghurt mit frischem Obst oder süßem Fruchtmark stillt das Verlangen nach Süßem und versorgt Sie gleichzeitig mit Vitalstoffen.	Milch, Quark und Joghurts, die reichlich Kalzium und viel Eiweiß enthalten. Greifen Sie hier eher zu den fettärmeren Varianten. Andere geeignete Milchprodukte sind Buttermilch, Molkegetränke, Joghurtdrinks. Aber auch Käse in allen möglichen Formen eignet sich hervorragend. Hier können Sie alle möglichen Sorten essen. Besonders Parmesan, Emmentaler oder Gouda enthalten besonders viel Kalzium.
Ihr Körper kann das Eisen aus Fleisch sehr viel besser aufnehmen, wenn Sie zum Essen ein Glas Vitamin-C-reichen Saft trinken oder zum Nachtisch Vitamin-C-haltiges Obst essen. Gerade bei fetten Seefischen sollten Sie auf sanfte und fettarme Zubereitungsmethoden achten.	Lamm- und Rindfleisch, da diese besonders viel Eisen enthalten. Am besten mit mageren Fleischsorten wie etwa Geflügel abwechseln. Fette Seefische wie Makrele oder Lachs im Wechsel mit mageren Fischen.
Kalt gepresste Öle sollten nicht zu stark erhitzt werden. Zum Kochen eignen sich am besten stark erhitzbare Öle wie Rapsöl.	Pflanzliche Fette wie Maiskeimöl, Sonnenblumenöl, Distelöl, Rapsöl, Sojaöl, Oliven- und Walnussöl. Als Streichfett eignet sich (sparsam verwendet) auch Butter.

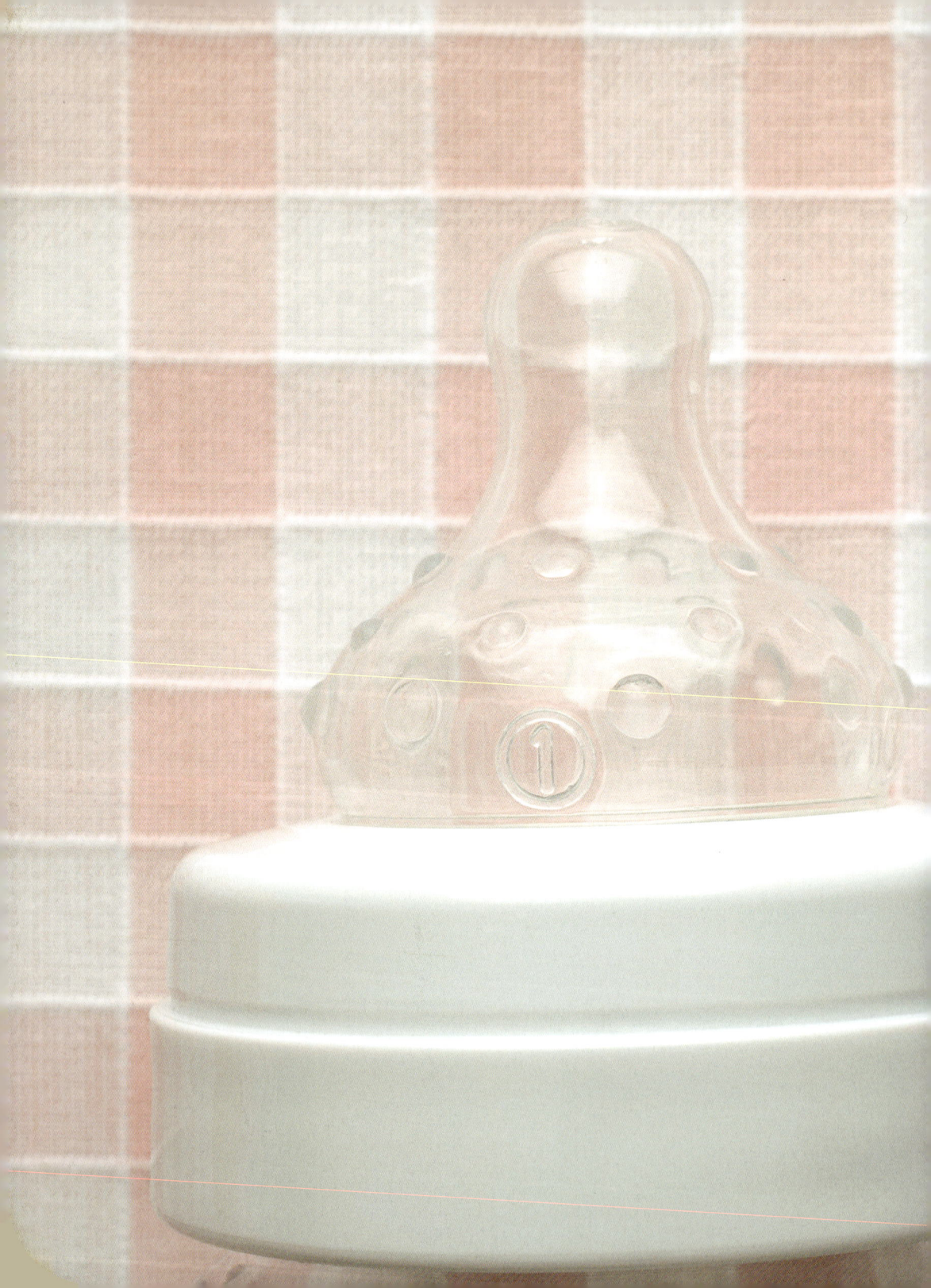

AM ANFANG GIBT'S NUR MILCH

Brust oder Flasche – das ist die Frage. Doch egal, wofür Sie sich entscheiden, mit den folgenden Tipps und Informationen lässt sich diese Zeit problemlos meistern.

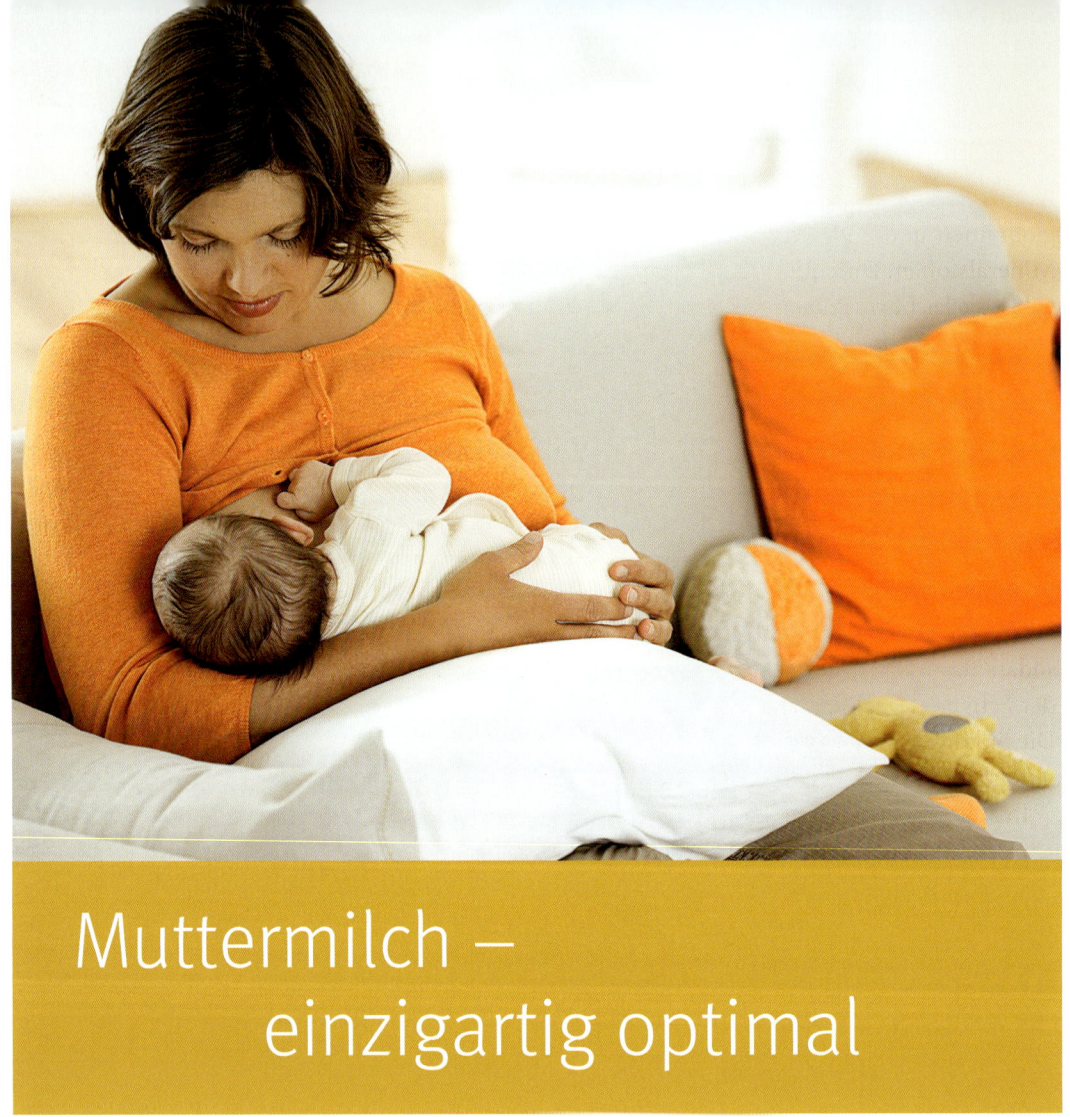

Muttermilch –
einzigartig optimal

Es gibt für Ihr Baby keine bessere Nahrung als Muttermilch. Obwohl Säuglingsmilchnahrungen heute der Muttermilch »nachgebaut« werden, kann keine dem Original das Wasser reichen. Und da von Natur aus fast jede Mutter in der Lage ist zu stillen, hat grundsätzlich jedes Baby die Chance auf einen optimalen Start.
Das Geniale an Muttermilch ist, dass sie sich während der gesamten Stillzeit immer wieder den Bedürfnissen Ihres Babys anpasst. So wird ein bis drei Tage nach der Geburt die Vormilch (auch Kolos-

trum genannt) abgesondert, die besonders reich ist an Immunglobulinen und anderen Schutzstoffen sowie an Vitaminen und Mineralstoffen. Durch ihren geringen Fett- und Kohlenhydratanteil ist sie leicht verdaulich. Danach bildet sich über einen Zeitraum von zwei bis drei Wochen die Übergangsmilch (transitorische Milch). Und erst nach etwa zwei Wochen produziert der Körper die reife Frauenmilch, die viel Fett und Kohlenhydrate, dafür aber weniger Eiweiß und Schutzstoffe gegen Krankheiten enthält.

In jeder Hinsicht genial komponiert

Doch nicht nur während der gesamten Stillzeit, auch während einer einzigen Stillmahlzeit ändert sich die Zusammensetzung der Muttermilch. Zu Beginn ist sie eher dünnflüssig und wässrig, sodass das Baby seinen Durst löschen kann. Erst danach nimmt der Fettgehalt der Milch zu und macht Ihr Baby satt.

Die Stilldauer variiert von Kind zu Kind zwischen 15 und 30 Minuten, wobei das Kind erst nach etwa 10 Minuten an die wichtige fetthaltige Milch gelangt. Das bedeutet allerdings, dass Schnelltrinkerbabys mit einer Trinkdauer unter 10 Minuten nie in den Genuss dieser sogenannten Hintermilch kommen.

GU-ERFOLGSTIPP   OPTIMAL AUFS STILLEN VORBEREITET

> Suchen Sie nach einer Stillgruppe in Ihrer Nähe, in der Sie sich austauschen können.
> Suchen Sie eine Hebamme, die bei Problemen hilft und Ihre Nachsorge übernimmt.
> Besorgen Sie sich Milchbildungs- oder Stilltee. Eine große Auswahl finden Sie in Drogeriemärkten und Apotheken.
> Überlegen Sie, wo Sie am liebsten stillen möchten, und richten Sie es sich dort gemütlich ein. Hilfreich ist hierbei ein Stillkissen, das eine entspannte Stillposition erlaubt.

> Zwei Still-BHs reichen in der Regel aus. Besorgen Sie diese aber zwei Nummern größer als bisher und denken Sie an die Stilleinlagen zum Auffangen auslaufender Milch.
> Es kann sein, dass Sie kurzfristig Milch abpumpen müssen, weil die Brust so voll ist. Hierbei hilft eine Handpumpe, die Sie in der Apotheke sowie im Fachhandel bekommen.
> Auch wenn Sie stillen möchten, sollten Sie ein Fläschchen mit kleinem Sauger im Haus haben (einmal auskochen und sterilisieren).

All das steckt in Muttermilch

Es ist weniger die Zusammensetzung der Milch als vielmehr die Fähigkeit des weiblichen Körpers, sich mit der Muttermilch auf die wechselnden Bedürfnisse des Babys einzustellen, die so manchen Hersteller für Säuglingsnahrung vor Neid erblassen lässt.

Eiweiß

Muttermilch besteht aus zwei Haupteiweißen, dem Kasein und dem Laktalbumin. Während das Kasein grobflockig gerinnt, ist das Laktalbumin ein sehr viel feineres Eiweiß, das vom kindlichen Organismus entsprechend leichter verdaut werden kann. In Muttermilch findet sich – anders als in Kuhmilch – sehr viel mehr Laktalbumin als Kasein. Das bedeutet, dass Kuhmilch vom Baby erheblich schwerer zu verdauen ist als Muttermilch. Die Folge: Muttermilch passiert Magen und Darm des Babys schneller als Kuhmilch, wodurch das Baby rascher wieder Hunger hat. Zudem enthält Muttermilch Immunglobuline und andere Schutzstoffe, die Infektionen vorbeugen, die Infektabwehr im Darm unterstützen und die Vermehrung von Bakterien verhindern.

Kohlenhydrate

Das wichtigste Kohlenhydrat der Muttermilch ist der Milchzucker, über den das Baby etwa 40 Prozent seiner benötigten Gesamtenergie aufnimmt. Außerdem finden sich in der Muttermilch sogenannte Oligosaccharide, die das Kind perfekt vor Infektionen des Magen-Darm-Trakts schützen.

Fett

Der Fettgehalt der Muttermilch ist so hoch, dass das Neugeborene etwa 50 Prozent seines Energiebedarfs darüber deckt. Muttermilch enthält weit mehr ungesättigte Fettsäuren als Kuhmilch, wobei vor allem Linol-, Linolen- und Ölsäure sowie die mehrfach ungesättigten Fettsäuren (Omega-3- und Omega-6-Fettsäuren) hervorzuheben sind. Letztere spielen eine besonders wichtige Rolle für das Wachstum, die Gehirnentwicklung und verschiedene Augenfunktionen. Sie sind in Kuhmilch nicht enthalten.

NICHT ENTHALTEN: VITAMINE A UND D
Muttermilch enthält grundsätzlich ausreichend Vitamine und Mineralstoffe – ausgenommen die Vitamine A und D. Sie müssen bei Stillkindern zusätzlich verabreicht werden.

Wissenswertes rund ums Stillen

Das Thema Stillen ist nahezu unerschöpflich. Nicht umsonst werden damit zahlreiche Ratgeber gefüllt. Die Antworten auf die wichtigsten Fragen rund ums Stillen finden Sie nachfolgend.

Dauer einer Stillmahlzeit

Lassen Sie Ihr Baby 10 bis 15 Minuten an der ersten Seite trinken. Danach nehmen Sie es hoch, damit es aufstoßen kann. Nun geben Sie ihm die zweite Brust und lassen es anschließend ein Bäuerchen machen. Übrigens: Die nächste Mahlzeit beginnen Sie mit der Brust, mit welcher Sie das letzte Stillen beendet haben.

Wichtig ist auch, Ihr Baby ausreichend lang an jeder Seite saugen zu lassen. Denn ist die Dauer zu kurz, bekommt Ihr Kind nicht die fettreiche Hintermilch. Doch Ihr Baby lernt dazu: Im Laufe der Zeit saugt es immer kräftiger, sodass es trotz einer kürzeren Stillzeit genügend Muttermilch – auch die so wichtige Hintermilch – abbekommt.

Schadstoffe in der Muttermilch

Verunreinigungen aus Luft, Boden und Wasser, ebenso wie aus der Nahrung wurden von Ihrem Körper im Laufe der Zeit im Fettgewebe mit abgespeichert. Wenn Ihr Körper Teile davon zur Produktion der Muttermilch aktiviert, kann diese auch Schadstoffe enthalten. Doch nun die gute Nachricht: Die Schadstoffbelastung von Muttermilch ist in den letzten Jahren erheblich zurückgegangen. Sie können Ihr Kind also ohne Bedenken in den ersten Monaten voll stillen.

Wachstumsschübe

Zwischen dem siebten und zehnten Tag, der vierten und sechsten Lebenswoche sowie um die zwölfte Lebenswoche herum kommt es beim Baby zu Wachstumsschüben. Es ist dann unruhiger als sonst, und Sie haben vielleicht

DIE NACHFRAGE REGELT DIE MENGE

Damit die Milch zu fließen beginnt, sollten Sie Ihr Baby immer dann anlegen, wenn es möchte. Anfangs kann das acht- bis zwölfmal innerhalb von 24 Stunden sein. Und umso häufiger Sie Ihr Baby anlegen, umso mehr Milch bildet Ihr Körper. Dann spricht man auch vom Stillen »ad libitum«, also dem Stillen nach Bedarf. Das heißt: In Wachstumsphasen mit viel Babyappetit stellt sich Ihr Körper schnell auf eine erhöhte Milchproduktion um. Und bei weniger Bedarf kehrt er wieder auf das normale Maß zurück.

das Gefühl, dass Ihr Kind nicht richtig satt wird. Die Lösung: Ihr Baby will öfter trinken, weil es einfach mehr Hunger hat, da es wächst! Legen Sie Ihr Baby häufiger an, wodurch sich die Milchmenge rasch steigert. Nach einigen Tagen ist der Wachstumsschub dann wieder vorbei.

Zufüttern (Zwiemilchernährung)

Zufüttern bedeutet, dass Sie Ihrem Baby zusätzlich zum Stillen eine Säuglingsmilchnahrung aus der Flasche geben. Meist ist das dann der Fall, wenn Ihr Baby beim Stillen nicht mehr satt wird, es also im Schnitt weniger als 100 Gramm pro Woche zunimmt. Das Fläschchen mit der Milchnahrung, die der Muttermilch so ähnlich wie möglich sein sollte (am besten greifen Sie zu Pre-Nahrung), wird dann jeweils nach dem Stillen gegeben.

Abstillen

Das Stillen sollte, wenn möglich, sanft ausklingen. Sobald Sie Ihrem Baby Beikost füttern, wird es nicht mehr so viel und so häufig an der Brust trinken, worauf sich Ihr Körper einstellt und allmählich die Milchmenge reduziert. Dabei wird auch das Drüsengewebe der Brust wieder kleiner und erreicht am Ende des Abstillprozesses sein Ausgangsvolumen. Und selbst wenn Sie bereits nach einigen Wochen abstillen möchten, sollten Sie maximal eine Mahlzeit pro Woche durch die Flasche ersetzen.

Wer abstillen muss, bekommt vom Arzt ein Medikament, das die Milchproduktion hemmt. In diesem Fall helfen zudem noch folgende Maßnahmen: Schränken Sie Ihre Flüssigkeitszufuhr ein, denn je weniger Sie jetzt trinken, umso weniger Milch wird produziert. Trinken Sie außerdem drei bis vier Tassen Salbeitee über den Tag verteilt, da das die Milchproduktion reduziert. Wenn Sie Ihre Brust dazu noch regelmäßig mit kalten Umschlägen oder Kühlkompressen behandeln, schränkt das die Durchblutung ein und wirkt zudem vorbeugend gegen Brustentzündungen. Sollte Ihre Brust dennoch schmerzen, empfiehlt es sich, die Milch vorsichtig auszustreichen oder gerade so viel Milch abzupumpen, dass der schmerzhafte Druck nachlässt.

WIE SATT WIRD IHR BABY?

Gut gestillte, satte Babys sind gesund und zufrieden und schreien nur wenig. Ihre Windel ist fünf- bis sechsmal pro Tag nass, der abgesonderte Urin hell und so gut wie geruchlos. Babys Stuhl ist gelblich, dabei weich und locker. Ein guter Anhaltspunkt ist aber auch das Gewicht, das sich in den ersten drei Monaten pro Woche um etwa 150 Gramm erhöhen sollte.

Stillpositionen

Die am häufigsten angewandten Stillpositionen sind der Wiege-
griff, der Rückengriff und das Stillen im Liegen. Hierbei wird jeweils ein anderer Bereich des Drüsengewebes entleert.

Wiegegriff

Bei diesem Griff liegt der Körper des Babys ganz dicht an Ihrem,
ein Kissen stützt Ihren Arm. Der Arm unter dem Kopf des Babys
verläuft parallel zum Babykörper nach unten und hält Po oder
Oberschenkel, damit Sie Ihr Kind gut heranziehen können (unten links). Mit der freien Hand halten Sie Ihre Brust, indem Sie
mit dem Daumen und den übrigen Fingern ein C formen (C-Griff)
und die Brust mit der Hand etwas anheben. Sobald sich der
Mund des Babys auf Höhe der Brustwarze befindet, berühren Sie
mit der Warze seine Unterlippe. Dadurch öffnet das Baby seinen
Mund. Wichtig: Ziehen Sie nun rasch Ihr Baby zu sich heran.

Rückengriff

Ihr Baby liegt so unter Ihrem Arm, dass Körper und Beine an
Ihrer Seite vorbei nach hinten zeigen. Sie halten mit einer Hand
Ihre Brust und mit der anderen den Kopf des Babys an der Schädel-
basis, sein Rücken wird von Ihrem Arm abgestützt. Der Kopf des
Babys befindet sich gegenüber der Brustwarze, sodass sie ihn sanft
heranziehen können (unten rechts). Wichtig: Ihr Baby braucht
Platz für seine Beine, sein Körper muss dicht an Ihrem liegen, da
so das Drüsengewebe in Richtung Achsel entleert wird.

STILLEN IM LIEGEN

Das Stillen im Liegen eignet
sich für nachts oder wenn
Sie müde sind und währenddessen ausruhen möchten.
Wichtig ist, dass das Kind
in Seitenlage mit seinem
Bauch dicht bei Ihnen liegt.
Eine Rolle im Rücken des
Babys verhindert, dass es
auf den Rücken rollt. Noch
bequemer wird es, wenn
Sie sich ein Kissen unter
den Kopf legen.

Wiege- und Rückengriff geben
Ihrem Baby die optimale Po-
sition und den richtigen Halt
beim Stillen.

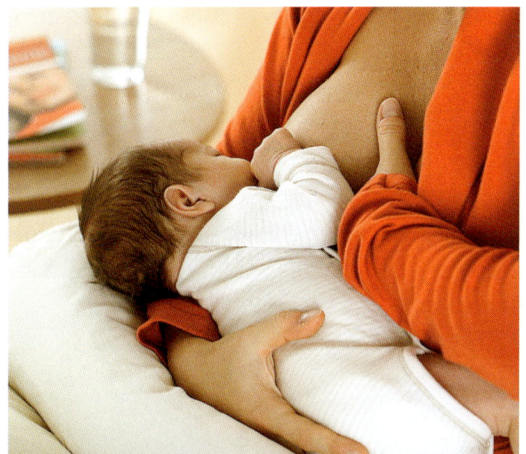
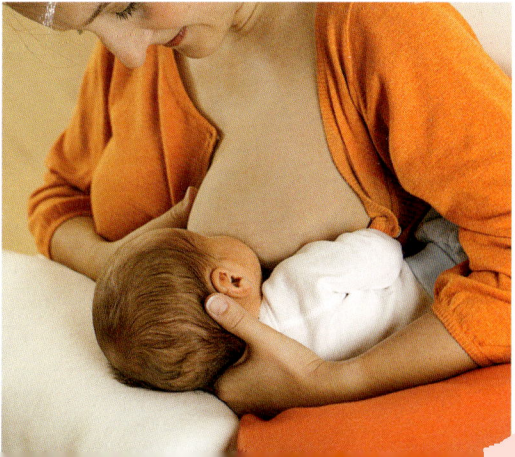

Stillprobleme sind zum Lösen da

Schmerzen beim Stillen können ganz unterschiedliche Ursachen haben wie etwa wunde Brustwarzen, einen Milchstau oder dass Ihr Baby nicht richtig saugt. Doch es gibt immer eine Lösung!

Wunde Brustwarzen

Häufigste Ursache hierfür ist das falsche Anlegen des Kindes oder aber, dass das Kind mit dem Mund zu wenig vom Warzenhof erfasst. Legen Sie Ihr Baby trotzdem oft – und natürlich richtig – an und nutzen Sie die verschiedenen Stillpositionen. Warme Waschlappen, vor dem Stillen auf die Brust gelegt, weiten die Milchgänge, sodass die Milch leichter fließen kann.

Milchstau/Brustentzündung

Kann die Milch nicht richtig abfließen, kommt es zum Milchstau; die Brust wird an einer Stelle hart, Knoten und Rötungen folgen. Mögliche Ursachen: Das Baby wurde zu selten angelegt und die Brust nicht vollständig entleert. Oder der BH ist zu eng und schnürt die Brust ein. Aber auch seelische Probleme können die Ursache eines Milchstaus sein. Wichtig ist, beim ersten Hinweis darauf die richtigen Maßnahmen zu ergreifen: Legen Sie Ihr Baby immer wieder so an der betroffenen Brust an, dass sein Kinn in Richtung der schmerzenden Stelle zeigt. Versuchen Sie außerdem, durch Wärme (eine heiße Dusche oder feuchtwarme Umschläge) die Milch zum Fließen zu bringen. Nach dem Stillen bekämpft ein kalter Quarkwickel die Entzündung. Tritt nach ein bis zwei Tagen keine Besserung ein, sollten Sie Ihre Hebamme oder Ihren Frauenarzt aufsuchen, da sich sonst eine gefährliche Brustentzündung entwickeln kann.

Saugprobleme

Schmerzen entstehen vor allem auch, wenn das Baby nicht richtig saugt. Vermeiden Sie dann das Füttern mit der Flasche und geben Sie Ihrem Baby auch keinen Schnuller, denn beides kann zu einer »Saugverwirrung« führen, die für die Probleme verantwortlich ist. Achten Sie auf ein exaktes Anlegen des Babys!

STILLEN UND ABPUMPEN

Bei einem Milchstau sollten Sie sowohl tagsüber als auch in der Nacht die Milch häufig zum Fließen bringen. Stillen Sie Ihr Baby so oft wie möglich und nutzen Sie zudem die Pumpe wenn es zusätzlich nötig ist.

Die besten Tipps für erfolgreiches Stillen

Das Thema Stillen ist schier unerschöpflich. Doch wenn Sie die folgenden zehn Punkte vor und während Ihrer Stillzeit beherzigen, ist das schon die halbe Miete. Denn dabei handelt es sich um die ungekürten Top 10 des Stillens!

1. Legen Sie Ihr Baby immer dann an, wenn es hungrig ist, denn Ihr Körper produziert genau so viel Milch, wie Ihr Baby trinkt (Stillen »ad libitum«).

2. Die Zusammensetzung der Muttermilch ändert sich während einer Mahlzeit. Zuerst ist sie dünnflüssig, später fettreicher. Ihr Kind sollte deshalb unbedingt 15 Minuten trinken.

3. Um Ihr Baby von der Brust zu nehmen, schieben Sie vorsichtig einen Finger zwischen Mund und Warze. So löst sich der Saugdruck, und Ihr Kind lässt sich von der Brust nehmen.

4. Lassen Sie nach jedem Stillen die Brustwarzen an der Luft trocknen. Sowohl Babyspeichel als auch Muttermilch enthalten heilende Substanzen.

5. Achten Sie darauf, dass Ihr Baby nicht nur an der Brustwarze nuckelt. Der Mund sollte beim Trinken einen Großteil des Warzenhofs umschließen.

6. Lassen Sie Ihr Baby immer zuerst eine Brust leer trinken, bevor Sie es an der anderen Seite anlegen. Dort sollte es so lange trinken, bis es die Brustwarze los-

lässt. Bei der nächsten Mahlzeit starten Sie mit dieser Brust.

7. Füttern Sie nur dann zu, wenn es der Arzt verordnet. Ein Gewichtsverlust von bis zu 10 Prozent in den ersten Lebenstagen ist bei reif geborenen Säuglingen normal. Danach sollte Ihr Baby in den ersten drei Monaten pro Woche rund 150 Gramm zunehmen.

8. Seelische oder körperliche Belastungen der Mutter können zu einem Rückgang der Muttermilch führen. Am besten verwöhnen Sie sich selbst oder, noch besser, lassen sich verwöhnen.

9. Ernähren Sie sich abwechslungsreich, ausgewogen und vermeiden Sie eine radikale Gewichtsabnahme.

10. Bevorzugen Sie in Ihrem Speiseplan Nahrungsmittel, die die Milchbildung fördern wie zum Beispiel Möhren, Haferbrei, Müsli, Milch, Sauermilchprodukte, Mandeln und Kräutertee. Meiden Sie blähende Gemüsesorten wie etwa Kohl und Hülsenfrüchte, aber auch Zitrusfrüchte oder scharfe Gewürze, die Babys Po reizen können.

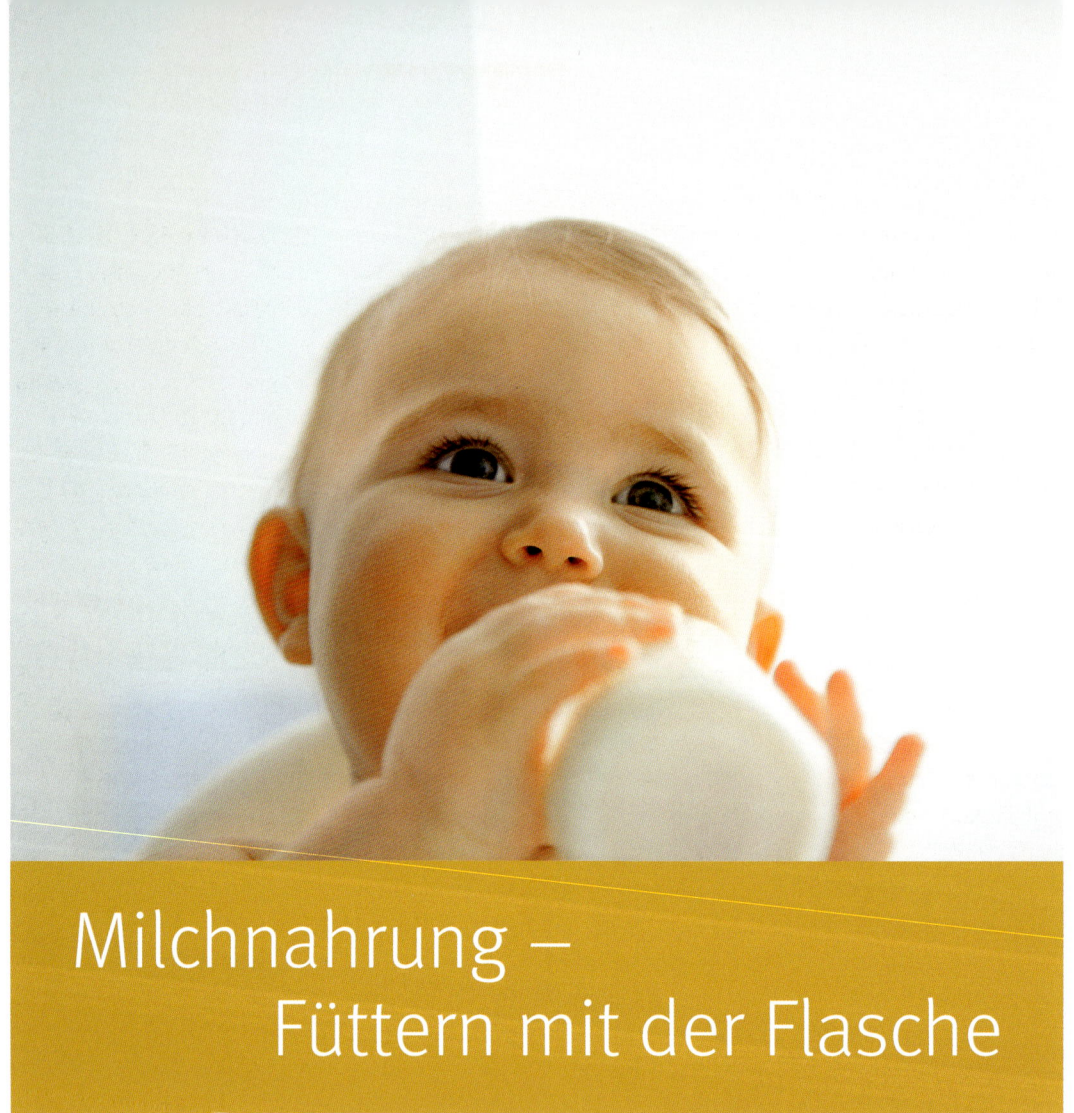

Milchnahrung –
Füttern mit der Flasche

Grundsätzlich ist Stillen für Ihr Baby ideal, da Muttermilch optimal auf die Ernährungsbedürfnisse des Kindes abgestimmt ist. Doch auch wenn Sie Ihr Baby nicht stillen, ist ein schlechtes Gewissen fehl am Platz: Moderne Milchnahrungen liefern heute alles, was Babys für eine gesunde Entwicklung benötigen.

Unsere Urgroßmütter haben ihren Babys unverdünnte Kuhmilch gegeben, wenn die eigene Milch nicht ausreichte oder sie nicht stillen konnten. Einen Vorwurf kann man ihnen deshalb nicht machen. Denn erst zu Beginn des 20. Jahrhunderts wurde entdeckt, dass Kuhmilch sich nicht als Muttermilchersatz eignet, da sie große Mengen an Eiweiß- und Mineralstoffen enthält, die der Babyorganismus noch nicht verarbeiten kann. Doch heute sieht das schon ganz anders aus.

Milchnahrung – heute besser denn je

Heute weiß man, dass selbst hergestellte Säuglingsmilchnahrung ein Baby nicht ausreichend ernährt, und Sie können mittlerweile aus einer Unzahl von Milchnahrungen wählen. Man hat diese zwar alle der Muttermilch »nachgebaut«, doch deren Einzigartigkeit werden sie niemals erreichen. Trotzdem ist industriell hergestellte Babymilch die beste Alternative zur Muttermilch. Wenn sie dann noch liebevoll gefüttert wird, bekommt Ihr Baby auch so einen guten Start ins Leben.

Und einige Vorteile hat auch das Fläschchen: Nicht stillende Mütter sind eindeutig unabhängiger, denn hier können ebenfalls einmal Papa, Oma oder der Babysitter zur Flasche greifen. Außerdem schlafen Babys, die abends ihr Fläschchen bekommen, nachts besser durch, da sich die Trinkmenge leichter kontrollieren lässt. Aber auch die Papas profitieren vom Fläschchen: Sie können das Baby von Anfang an mit füttern und dadurch schon früh eine engere Beziehung zum Kind aufbauen.

HYGIENE: EIN MUSS

Da Ihr Baby im ersten Lebenshalbjahr besonders empfindlich auf Bakterien reagiert, ist absolute Hygiene angesagt: Das Fläschchen stets frisch zubereiten und Reste immer wegwerfen! Säuglingswasser aus angebrochenen Flaschen im Kühlschrank aufbewahren.

OPTIMAL AUFS FLÄSCHCHEN VORBEREITET

> Besorgen Sie sich drei bis vier Fläschchen und Neugeborenensauger, wahlweise aus Kautschuk oder Silikon.
> Um die ersten Tage zu überbrücken, reichen zwei Packungen Säuglingsnahrung aus.
> Für die Reinigung empfiehlt sich ein Sterilisator. Sie können die Fläschchen aber auch mit einer Flaschenbürste säubern (unbe-

dingt besorgen!) und gründlich auskochen.
> Eine kleine, dichte Thermoskanne (die ausschließlich für heißes Wasser verwendet wird) hilft, wenn Sie unterwegs sind und Babynahrung zubereiten müssen.
> Wer fürs Fläschchen säuglingstaugliches Mineralwasser verwenden möchte, sollte sich auch davon einen kleinen Vorrat anlegen.

Informieren und bevorraten

Informieren Sie sich bereits in der Schwangerschaft, welche Milchnahrungen es gibt. Wenn Sie ganz klar eine davon bevorzugen, können Sie sich schon jetzt mit zwei Packungen für die erste Zeit eindecken. Wenn nicht, werden Sie in der Klinik wahrscheinlich eine Empfehlung bekommen, der Sie dann folgen können. Ist Ihr Kind stark allergiegefährdet (siehe Seite 23), sollten Sie sich noch in der Klinik mit einem Kinderarzt beraten.

Fläschchen und Sauger müssen vor jeder Mahlzeit sterilisiert werden. Ob Sie einen Sterilisator benutzen oder das Fläschchen auskochen, bleibt Ihnen überlassen. Normalerweise ist Leitungswasser für die Zubereitung des Fläschchens geeignet. Doch wer in einer Wohnung mit alten Bleirohren wohnt, verwendet besser Mineralwasser, das für Babynahrung geeignet ist.

Schlechtes Gewissen – nein danke

Wer sein Baby heute mit einer Milchnahrung nach Bedarf füttert, muss also kein schlechtes Gewissen haben. Wenn Sie sich dann noch bemühen, Ihrem Baby die Nähe und Zärtlichkeit, die beim Stillen entsteht, beim Fläschchengeben entgegenzubringen, sind Sie garantiert auf dem richtigen Weg. Denn Liebe und Hautkontakt, Ruhe und Zeit fürs Baby sind immer das Wichtigste. Und auch die Väter können aktiv werden, indem sie einige der Mahlzeiten übernehmen und dadurch ihrem Kind sehr nahe kommen.

Säuglingsanfangsnahrungen

Der Markt an Milchnahrungen wächst stetig, und wer sich darin zurechtfinden möchte, sollte sich etwas Hintergrundwissen in diesem Dschungel an Produkten und Bezeichnungen aneignen. Grundsätzlich wird unterschieden zwischen der Säuglingsanfangsnahrung (Pre-Nahrung und 1er-Nahrung) und der Folgemilch (2er-Nahrung und 3er-Nahrung). Davon sind nur die Säuglingsanfangsnahrungen (Pre, 1er) zur ausschließlichen Ernährung von Säuglingen in den ersten vier bis sechs Monaten geeignet. Danach können diese Milchnahrungen parallel zur Beikost während des gesamten ersten Lebensjahres gegeben werden.

Pre-Nahrungen

Die sogenannten Pre-Nahrungen wurden der Muttermilch so weit wie möglich nachgebaut und sind daher die beste Alternative. In der Pre-Nahrung ist das Eiweiß vollständig »adaptiert«, also dem Muttermilcheiweiß angepasst. Das einzige in den Pre-Nahrungen enthaltene Kohlenhydrat ist, wie auch in der Muttermilch, die Laktose (= Milchzucker), weshalb Pre-Milch ebenso dünnflüssig ist.

Da man heute weiß, wie wichtig die in der Muttermilch enthaltenen mehrfach ungesättigten Fettsäuren für die kindliche Entwicklung sind, werden inzwischen viele Milchnahrungen damit angereichert. Pre-Nahrungen erkennen Sie immer daran, dass sich im Produktnamen das Wort »Pre« findet, wie etwa in Aptamil Pre, Beba Pre, Hipp Pre und so weiter.

Füttern nach Bedarf ist möglich

Sie können Pre-Nahrungen in den ersten vier bis sechs Monaten wie Muttermilch »ad libitum« geben: Wenn Ihr Kind Hunger hat, bekommt es seine Flasche, ohne dass dabei eine bestimmte Anzahl von Fläschchen oder auch ein Abstand zwischen den Mahlzeiten eingehalten werden müsste. Später kann die Pre-Milch ergänzend zur Beikost das gesamte erste Lebensjahr hindurch gefüttert werden.

TRINKMAHLZEITEN MEIDEN

Sogenannte Trinkmahlzeiten sollten Sie Ihrem Baby nicht geben. Sie entsprechen nicht der europäischen Gesetzgebung, da die Energiegehalte viel zu hoch liegen. Sie enthalten meist viele Kohlenhydrate (auch mit Getreide), die – wenn sie beim Einschlafen gefüttert werden – Karies fördern können. Diese Erzeugnisse sind als Beikostprodukte zu betrachten und nicht als Flaschennahrung.

GU-ERFOLGSTIPP   ERSTE HILFE BEI BLÄHUNGEN

Viele Babys leiden unter Blähungen: Sie schreien, ziehen die Beine an, verkrampfen sich und sind nur sehr schwer zu beruhigen. Die Ursachen können vielfältig sein, doch folgende Maßnahmen helfen normalerweise gut:

> Beim Trinken geschluckte Luft kann zu Blähungen führen. Achten Sie auf die Trinkhaltung und lassen Sie Ihr Baby aufstoßen!

> Tragen Sie Ihr Baby bei Bauchschmerzen in der Fliegerposition, also mit dem Bauch auf Ihrem Unterarm ruhend, herum. Das wirkt beruhigend und massiert sanft den Bauch.

> Ein warmes Bad oder die Massage mit einem Windöl kann Bauchschmerzen lindern.

> Drücken Sie Babys Oberschenkel als Bauchgymnastik sanft gegen den Bauch.

1er-Nahrungen

Diese Säuglingsanfangsnahrung darf nicht nach Bedarf gegeben werden, da sie außer Laktose auch noch andere Kohlenhydrate wie zum Beispiel Stärke enthält, die nachhaltig und über längere Zeit satt machen. Deshalb und weil das Eiweiß in diesen Milchnahrungen nicht an das der Muttermilch angepasst sein muss, sollten Sie sich bei der Gabe genau nach den Packungsangaben richten. Sie sollten beim Kauf von 1er-Nahrung jedoch darauf achten, dass Sie – zumindest in den ersten vier bis sechs Lebensmonaten – nur zu Produkten greifen, denen kein Zucker (Saccharose, Maltose, Glukosesirup) zugesetzt wurde. Erkennungsmerkmal der 1er-Nahrungen: eine 1 im Namen (Aptamil 1, Beba 1).

Folgenahrungen

Unter Folgenahrungen versteht man sogenannte 2er- und 3er-Nahrungen, die im Anschluss an die Anfangsnahrungen gegeben werden können. Da diese Milchformen den Nährstoffbedarf Ihres Kindes nicht mehr allein decken können, müssen sie immer begleitend zur Beikost gegeben werden!

2er-Nahrungen

Auch für die Altersgruppe nach sechs Monaten wurden eigene Milchtypen entwickelt. Doch aus ernährungswissenschaftlicher Sicht muss die bis dahin bewährte Säuglingsanfangsnahrung nicht durch eine Folgemilch abgelöst werden. Denn sie ist so zusammengesetzt, dass sie während des gesamten ersten Lebensjahres und neben der Beikost gefüttert werden kann. Erkennungsmerkmal: Das Produkt trägt im Namen eine 2!

3er-Nahrungen

Auf die 2er- können 3er-Nahrungen folgen (ab zehn Monaten). Laut Angaben der Hersteller entsprechen sie dem steigenden Nährstoff- und Energiebedarf des heranwachsenden Kindes. Sie müssen jedoch unbedingt begleitend zur Beikost gegeben werden. Hier zeigt eine 3 im Namen, worum es sich handelt. Nach dem ersten Lebensjahr ist eine spezielle Kindermilch nicht mehr nötig.

WICHTIG
Einige Hersteller bieten auch spezielle Produkte für den Abend an wie etwa Schlummermilch oder Gute-Nacht-Fläschchen. Diese machen länger satt, da sie mehr Kohlenhydrate enthalten. Achten Sie darauf, dass diese Abendfläschchen ohne Getreidezusatz sind, da dies Babys Zähnchen auf Dauer schaden würde.

Die besten Tipps für die Fläschchenzubereitung

Natürlich ist Muttermilch immer trinkfertig und absolut keimfrei. Doch auch zubereitete Milchnahrung ist für Ihr Baby gut verträglich, wenn Sie folgende zehn Tipps rund um die Zubereitung beherzigen:

1. Verschließen Sie Milchpulverpackungen nach dem Gebrauch sofort möglichst luftdicht und bewahren Sie sie kühl, aber nicht im Kühlschrank auf.

2. Kochen Sie Wasser vor der Zubereitung der Mahlzeit immer frisch ab! Wenn Sie statt Leitungswasser für Babynahrung geeignetes Mineralwasser verwenden, bewahren Sie die Flasche nach dem Öffnen im Kühlschrank auf.

3. Reinigen Sie benutzte Säuglingsflaschen zuerst mit einer Flaschenbürste und mildem Spülmittel unter fließendem warmem Wasser. Die Fläschchen und Sauger müssen danach sterilisiert werden (drei Minuten in sprudelnd kochendem Wasser auskochen oder im Sterilisator keimfrei machen).

4. Bereiten Sie Säuglingsmilchnahrung immer frisch zu. Reste dürfen nicht wiederverwendet werden, da sie ein idealer Nährboden für Krankheitserreger sind.

5. Für unterwegs das Wasser zu Hause frisch abkochen und in eine kleine Thermoskanne füllen, die Sie ausschließlich für abgekochtes Babywasser verwenden. Das Milchpulver separat mitnehmen und die Flasche vor Ort zubereiten.

6. Halten Sie sich genau an die Dosierungsempfehlungen der Hersteller. Für ein exaktes Maß streifen Sie den Messlöffel mit einem Messer ab.

7. Die Trinktemperatur von 37 Grad überprüfen Sie, indem Sie einen Tropfen Milch auf Ihren Handrücken geben.

8. Wer Milch in der Mikrowelle erwärmt, sollte die Temperatur besonders sorgfältig prüfen. Denn es kann vorkommen, dass die Milch außen noch kalt, innen aber bereits kochend heiß ist, was zu schlimmen Verbrennungen führen kann. Deshalb die Flasche nach dem Erwärmen sorgfältig schütteln oder umrühren und die Temperatur genau prüfen.

9. Das Saugloch sollte nur so groß sein, dass die Milch bei nach unten gehaltener Flasche langsam herauströpfelt.

10. Vergessen Sie beim Füttern mit der Flasche nicht das Aufstoßen Ihres Babys zwischendurch sowie nach dem Trinken. Das ist besonders dann wichtig, wenn Ihr Baby zu den Schnelltrinkern gehört.

| Hersteller | Säuglingsanfangsnahrung | | Folgenahrung | |
	Pre-Nahrung	1er-Nahrung	2er-Nahrung	3er-Nahrung
Alete [a]	Alete Pre	Alete 1	Alete 2 *	Alete 3 *
			Alete 2 Vanilla	
			Alete Schlaf-Gut-Fläschchen*	
Alnatura BIO [a, b]			Folgemilch *	
Bebivita [a]	Bebivita Pre	Bebivita 1 *	Bebivita 2 *	Bebivita 3 »Baby Aktiv«
			Bebivita Abend-fläschchen *	Bebivita »Junior Aktiv« *
Hipp	Hipp Pre Bio	Hipp 1 Bio	Hipp 2 Folgemilch Bio	Hipp 3 Folgemilch Bio *
	Hipp Pre Plus (probiotisch)	Hipp 1 (probiotisch)	Hipp 2 Folgemilch (probiotisch)	Hipp 3 Folgemilch (probiotisch) *
		Hipp 1 Plus	Hipp 2 Plus (probiotisch)	Hipp 3 Plus (probiotisch) *
Holle BIO		Bio Säuglingsmilch-nahrung 1 *	Bio Säuglings-Folgemilch 2 *	Bio-Säuglings-Folgemilch 3 *
Humana [a, b]	Humana Anfangsmilch Pre	Humana Dauermilch 1 *	Humana Folgemilch 2 *	Humana Folgemilch 3*
		Humana babyfit 1 *	Humana Schlummermilch *	Humana Folgemilch 3 mit Apfel *
				Humana Folgemilch 3 Banane-Vanille *

[a] nur in Deutschland erhältlich

[b] nur in Österreich erhältlich

[c] nur in der Schweiz erhältlich

*) Die so gekennzeichneten Produkte enthalten neben Milchzucker und Stärke zusätzlichen Zucker.

| Hersteller | Säuglingsanfangsnahrung | | Folgenahrung | |
	Pre-Nahrung	1er-Nahrung	2er-Nahrung	3er-Nahrung
Milasan [a, b]	Milasan Pre	Milasan 1	Milasan 2	Milasan 3 *
Milupa	Aptamil Pre	Aptamil 1	Aptamil 2 Aptamil Gute Nacht (Good night)	Aptamil 3 *
	Milumil Pre [a, b]	Milumil 1	Milumil 2 *	Milumil 3 *
			Milumil 2 mit Vanille-geschmack [a, b]*	Milumil 3 mit Frucht und Getreide [a]*
				Milumil 3 mit Vanillegeschmack [b]*
Nestlé	Beba Start Pre	Beba 1	Beba 2	Beba 3
			Beba Schlaf-Gut-Fläschchen [a]*	Beba 3 Banane [b]
Sunval BIO			Bio-Folgemilch 2 *	
Töpfer BIO [a]	Lactana Bio Pre	Lactana Bio 1 *	Lactana Bio 2 *	Lactana Bio 3 *

Viele Milchnahrungen enthalten LCPs oder LC-PUFA, Pro- oder Prebiotika, Taurin und Nukleotide. Hier eine kurze Erläuterung der wichtigsten Begriffe:

GOS/FOS: Prebiotikamischung aus sogenannten Galacto- und Fructooligosacchariden für eine gesunde Darmflora, zur Regulierung der Verdauung und zur Stärkung der Abwehrkräfte.

LCP/LC-PUFA: langkettige, mehrfach ungesättigte Fettsäuren, die für die Entwicklung des Gehirns, des Nervensystems und Sehvermögens besonders wichtig sind.

Nukleotide: wichtig für die Abwehrkräfte sowie für die Reifung der Darmschleimhaut.

Prebiotika: Ballaststoffe, die eine gesunde Darmflora unterstützen, die Verdauung regulieren sowie die Abwehrkräfte stärken.

Probiotika: diverse Milchsäurekulturen, die ebenfalls eine gesunde Darmflora fördern (siehe auch Seite 57).

Taurin: unterstützt die Entwicklung des Gehirns.

Hypoallergene Nahrung (HA-Nahrung)

Allergiegefährdete Kinder haben die besten Chancen, nicht oder nur schwach an einer Allergie zu erkranken, wenn sie gestillt werden (siehe Seite 26). Sollte das für Sie nicht möglich sein, obwohl Ihr Kind allergiegefährdet ist, dann gibt es als Alternative die sogenannte hypoallergene Nahrung (HA-Nahrung).

Übersicht: hypoallergene Säuglingsanfangs- und -folgenahrungen

Hersteller	Hypoallergene Säuglingsanfangsnahrung		Hypoallergene Säuglingsfolgenahrung
	Hypoallergene Pre-Nahrung	Hypoallergene 1er-Nahrung	Hypoallergene Folgenahrung
Alete [a, b]		Alete HA 1 *	Alete HA 2 *
Hipp	Hipp Pre HA Plus (probiotisch)	Hipp HA 1 * Plus probiotisch	Hipp HA 2 * Plus probiotisch
			Hipp HA 3 * Plus probiotisch
Humana [a, b]	Humana Pre HA	Humana HA 1*	Humana HA 2 *
Milasan [a, b]		Milasan HA 1*	Milasan HA 2
Milupa	Aptamil HA Pre	Aptamil HA 1	Aptamil HA 2 *
			Aptamil HA 3
	Milumil HA Pre	Milumil HA 1 *	Milumil HA 2 *
			Milumil HA 3 [a]*
Nestlé	Beba Start HA Pre	Beba HA 1	Beba HA 2
			Beba HA 3
Töpfer		Lactana HA 1 *	Lactana HA 2 *

[a] nur in Deutschland erhältlich

[b] nur in Österreich erhältlich

[c] nur in der Schweiz erhältlich

*) Diese Nahrungen enthalten neben dem Milchzucker und der Stärke noch andere Zuckerarten.

Nahe an der Muttermilch ...

Natürlich dient auch hier Kuhmilch als Basis. Doch das Eiweiß wird in verschiedenen Prozessen so gespalten, dass der Körper des Babys es nicht als fremd erkennt und dadurch keine oder keine so starke Allergie ausgelöst wird (hydrolysiertes Eiweiß). Wie bei den anderen Säuglingsmilchnahrungen gibt es auch hier hypoallergene Säuglingsanfangsnahrungen (HA-Pre-Nahrungen, HA-1er-Nahrungen) sowie hypoallergene Folgenahrungen (HA-2er-Nahrungen), die nach dem vierten Monat zur Beikost gegeben werden können. Doch auch in diesem Fall können Sie Ihr Baby genauso gut das gesamte erste Lebensjahr mit HA-Pre- oder HA-1er-Milchnahrung füttern.

... mit großen Abstrichen im Geschmack

Durch die Aufspaltung des Eiweißes schmecken HA-Nahrungen leicht bitter. Aber wenn Ihr Baby vorher noch keinen anderen Geschmack kennengelernt hat, wird es diesen leicht akzeptieren. Fangen Sie also sofort mit der HA-Nahrung an und füttern Sie dazwischen nichts anderes! Wichtig: Süßen Sie auf keinen Fall nach, weder mit Zucker noch mit Süßstoff oder Honig!

Milchnahrungen für Problemfälle

Es kann verschiedene Gründe geben, dass Ihr Baby weder die Pre-Milch noch die spezielle HA-Milch verträgt. Hier eine kleine Übersicht, welche Alternativen dann zur Verfügung stehen:

Für Babys mit Kuhmilcheiweißallergie

Sie können nicht stillen, und Ihr Baby hat eine Kuhmilcheiweißallergie entwickelt? Dann müssen Sie eine Spezialnahrung füttern, deren Eiweiß noch stärker aufgespalten ist als bei den HA-Nahrungen und die dadurch leider noch bitterer schmecken.

Milchnahrungen ohne Kuhmilch

Es gibt aber auch einige Produkte auf dem Markt, die nicht auf der Basis von Kuhmilch hergestellt werden. Am häufigsten sind Milchnahrungen auf Sojabasis zu finden. Sie enthalten zwar keine Kuh-

HA-NAHRUNG BEI KUHMILCHALLERGIE?

Bei Babys, die bereits unter einer akuten Kuhmilchallergie leiden, ist auch von HA-Nahrungen abzuraten. In diesen Fällen sind Spezialnahrungen gefragt, bei denen das Eiweiß noch weiter aufgespalten wurde, sodass es vom kindlichen Körper nicht mehr als Allergen erkannt wird. Bitte suchen Sie Rat bei Ihrem Kinderarzt, der Ihnen eine für Ihr Kind und seine Probleme passende Nahrung empfehlen wird.

WICHTIG
Sojanahrungen wie etwa Humana SL oder Lactopriv von Töpfer sind grundsätzlich nicht zur Vorbeugung von Allergien geeignet!

milch, sind aber dennoch nicht uneingeschränkt für die betroffenen Babys geeignet. Denn bei bis zu einem Drittel der Kinder mit Kuhmilcheiweißallergie entsteht gleichzeitig auch eine Allergie auf das Sojaprotein.

Weitere Milchnahrungen

Einige Firmen bringen weitere Produkte auf den Markt, die Sie in der Tabelle unten finden und die grundsätzlich nur nach Rücksprache mit Ihrem Kinderarzt eingesetzt werden sollten. Dort finden sich zum einen Nahrungen, die von den Produzenten empfohlen werden, wenn Ihr Baby unter Beschwerden wie zum Beispiel Spucken, Blähungen oder Verstopfung leidet.

Solche Probleme sind normalerweise vorübergehend und in der Regel harmlos. Hier helfen oft schon kleinere Hausmittelchen sowie Tipps und Tricks von Hebamme und Kinderarzt.

Spezialnahrungen und wogegen sie helfen

Firma/Produkt	Anwendung	Besonderheiten
Humana AR	Bei vermehrtem Aufstoßen und Spucken	Enthält Johannisbrotkernmehl. Dadurch wird die Nahrung zähflüssiger und so der Rückfluss des Mageninhalts in die Speiseröhre vermindert.
Milupa Aptamil AR	Bei vermehrtem Aufstoßen und Spucken	Enthält Johannisbrotkernmehl, wodurch sich der Rückfluss des Mageninhalts in die Speiseröhre vermindert.
Milupa Aptamil Comfort	Bei Verstopfung und Blähungen	Enthält besonders leicht verdauliches Eiweiß, Fett sowie weniger Laktose und wirkt so stuhlauflockernd und verdauungsfördernd.
Nestlé Beba AR	Bei Aufstoßen und Spucken	Enthält hochwertige Stärke für verminderten Nahrungsrückfluss in die Speiseröhre. Probiotische Bifiduskulturen reduzieren die Spuckneigung, niedriger Eiweißgehalt zur Entlastung des Magens und Darmes. Auch für Babys mit Allergierisiko geeignet.
Nestlé Beba Sensitive	Bei Blähungen und Durchfall	Niedriger Laktosegehalt. Hochwertiges Eiweiß und natürliche Bifiduskulturen helfen häufig auftretende Verdauungsbeschwerden zu verringern. Auch für Babys mit Allergierisiko geeignet.

Qualität – immer staatlich kontrolliert

Sie haben sich informiert und stehen nun doch wieder vor der Frage, welche Milchnahrung Sie Ihrem Baby füttern sollen. Tatsache ist, dass es für die Zusammensetzung von Anfangs- und Folgenahrungen für Säuglinge strenge Richtlinien vom Gesetzgeber gibt (EU-Richtlinie über Säuglingsanfangsnahrung und Folgenahrung), die jeder Produzent einhalten muss. Diese sehr strengen Regelungen sind äußerst sinnvoll. Denn nur so kann gewährleistet sein, dass eine Milchnahrung alles enthält, was ein Baby täglich an Nährstoffen und Energie benötigt.

Garantiert ohne Rückstände

Zusätzlich ist per Gesetz geregelt, dass Lebensmittel für Säuglinge und Kleinkinder nicht mehr als 0,01 Milligramm Pestizidrückstände enthalten dürfen, wobei das der niedrigste Wert ist, der analytisch überhaupt noch nachgewiesen werden kann. Babynahrung ist also immer so gut wie frei von entsprechenden Rückständen.

Prinzipiell sind alle ähnlich

Aufgrund dieser strengen Richtlinien vom Gesetzgeber und den Vorgaben, was in welchen Mengen in Säuglingsmilchnahrungen enthalten sein muss oder nicht enthalten sein darf, sind sich die Produkte alle sehr ähnlich. Deshalb versuchen sich einige Hersteller von den Konkurrenten abzusetzen, indem Sie Ihren Milchnahrungen zusätzlich probiotische Kulturen (siehe rechts) zusetzen, während andere die so genannten mehrfach ungesättigten Fettsäuren (LCPs) ergänzen oder durch das »Bio-Zertifikat« die Gunst der Käufer gewinnen möchten.

Bei Zuckerzusätzen die Augen offen halten!

Ein Kriterium, auf das Sie als Käufer Einfluss haben und das Sie unbedingt im Auge haben sollten, ist, dass die gewählte Milchnahrung außer Milchzucker keine anderen Zuckerarten enthält. Denn zusätzlicher Zucker ist in bestimmten Mengen zwar vom Gesetzgeber erlaubt, hat aber außer vielen Nachteilen für die Zähne keinerlei Vorteile fürs Baby.

PROBIOTISCHE KULTUREN

Milchsäurebakterien beziehungsweise Bifidobakterien sind für ihre gesundheitsfördernden Eigenschaften bekannt. Sie kommen in Joghurt, Dickmilch oder Sauerkraut vor, überleben aber die Angriffe der Magensäure nicht in ausreichender Menge. Deshalb wurden robustere probiotische Stämme gezüchtet. Sie werden Sauermilchprodukten zugesetzt und gelangen – aller Magensäure zum Trotz – in den Darm, wo sie positiv wirken.

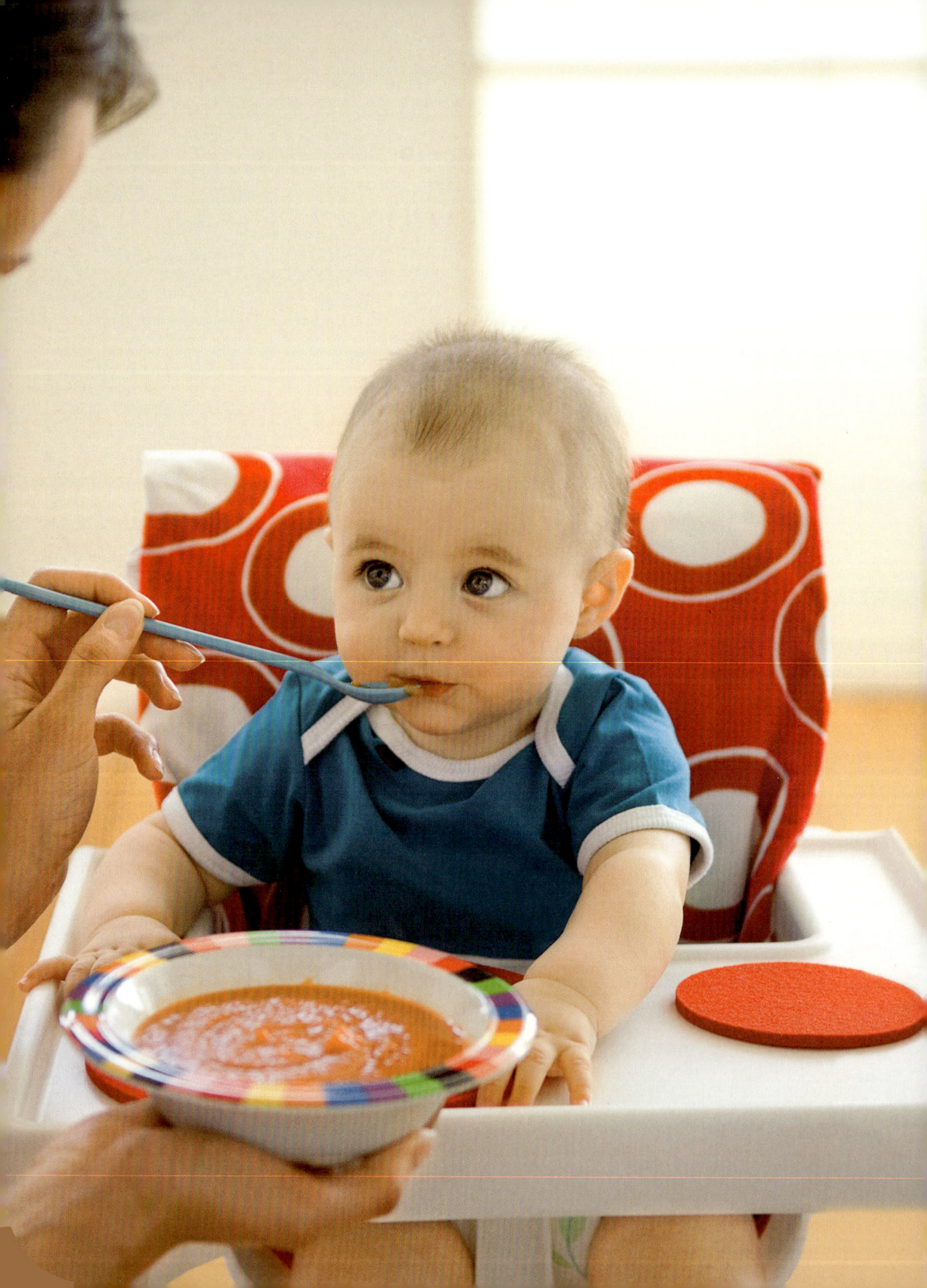

ENDLICH FESTE KOST!

Nach vier bis sechs Monaten will und braucht Ihr Baby mehr als nur Milch. Jetzt kann es nach und nach an die Beikost gewöhnt werden.

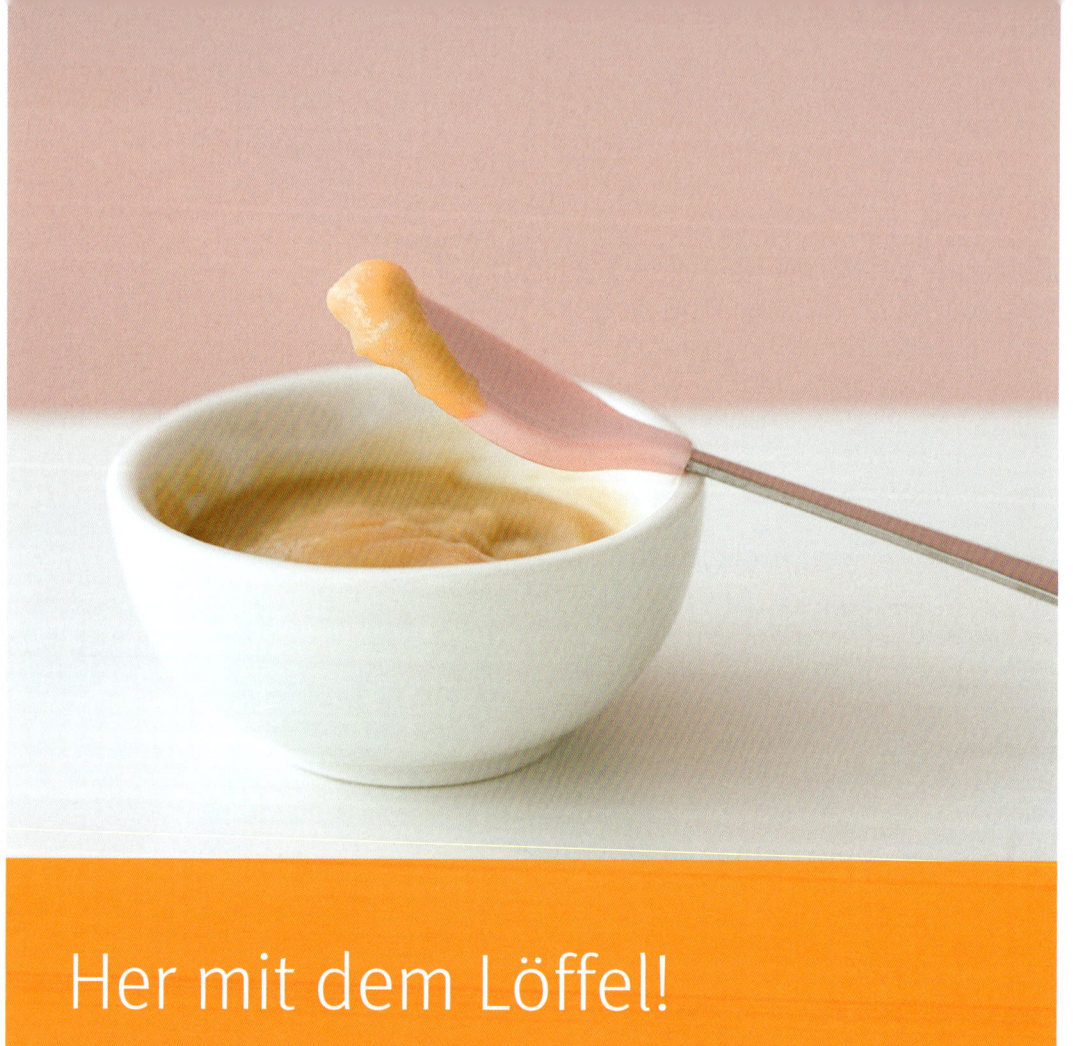

Her mit dem Löffel!

So schön die Stillzeit oder die Zeit der Flaschennahrung auch war: Beinahe jede Mutter wartet gespannt auf den Tag, an dem ihr Baby den ersten Löffel feste Nahrung zu sich nimmt. Dieser Zeitpunkt tritt frühestens am Ende des vierten Lebensmonats ein, spätestens aber nach dem sechsten. Ihr Baby bekommt dann zunächst die sogenannte Beikost. Hierunter versteht man alle Lebensmittel, die Ihr Baby jetzt zu sich nehmen und vertragen kann – mit Ausnahme von Muttermilch und Milchnahrungen.

Reif für die Beikost

Sicher zeigt Ihr Baby in letzter Zeit deutlich, dass es bereit ist für den ersten Brei. In diesem Fall sollten Sie den Empfehlungen des Forschungsinstituts für Kinderernährung und der Ernährungskommission der Deutschen Gesellschaft für Kinder- und Jugendheilkunde folgen (siehe »Adressen, die weiterhelfen«, Seite 122) und nach und nach drei der Milchmahlzeiten durch Beikost ersetzen. Für einen erfolgreichen Breistart spielt jedoch auch die körperliche und geistige Entwicklung des Kindes eine wichtige Rolle:

Körperliche Fortschritte

Babys sind etwa ab dem fünften Monat in der Lage, Nahrung mit der Zunge vom vorderen Mundraum nach hinten in den Gaumen zu befördern. Sie möchten nun aber auch nach Interessantem greifen. Und was es in die Hände geschafft hat, wird mit dem Mund gründlich erforscht. Dazu kommt, dass Ihr Baby sein Köpfchen sicher halten und allmählich auch frei sitzen kann. Zudem sind sein Darm und seine Nieren so weit gereift, dass Ihr Kind jetzt in der Lage ist, festere und abwechslungsreiche Nahrung zu verdauen.

... parallel zu den geistigen

Mit etwa sechs Monaten kann Ihnen Ihr Baby aber auch schon gut zeigen, was es möchte: Erblickt es etwas Essbares, das es gern hätte, sperrt es den Mund weit auf und beugt sich nach vorn. Ist Ihr Baby dagegen satt oder mag es etwas nicht, lehnt es sich zurück.

Das Zufüttern beginnt

Ist Ihr Kind nun bereit für feste Kost, können Sie nach den ersten Monaten des Stillens oder Fläschchengebens ganz langsam und behutsam anfangen, eine Milchmahlzeit durch eine Breimahlzeit auszutauschen. Die besten Tipps für den optimalen Start erhalten Sie auf Seite 62. Die entsprechenden Rezepte und Hilfestellungen finden Sie ab Seite 82.

DER RICHTIGE ZEITPUNKT

Der richtige Moment für den ersten Brei ist je nach Baby unterschiedlich. Deshalb sollten Sie den »Start« davon abhängig machen, ob Ihr Baby folgende Punkte erfüllt:

> Ihr Baby ist mindestens vier Monate alt.
> Es hält den Kopf schon allein.
> Es interessiert sich für das Essen auf dem Tisch und würde offensichtlich gern mitessen.
> Es sitzt bereits auf Ihrem Schoß.

Jetzt braucht Ihr Baby mehr

Neben all diesen Entwicklungen ist aber vor allem entscheidend, dass Muttermilch oder Säuglingsnahrung von nun an allein nicht mehr ausreicht, den erhöhten Bedarf Ihres Babys an Nährstoffen zu decken. Das heißt: Wer die Einführung der Beikost zu lange hinauszögert, riskiert einen Nährstoffmangel.

So starten Sie optimal

Sie fürchten, das Ihr Kind kein Interesse an fester Nahrung hat, da es seine Milch über alles liebt? Hier finden Sie eine Schritt-für-Schritt-Anleitung, wie Sie Ihrem Baby den ersten Brei schmackhaft machen können. So gewöhnt es sich langsam an die Beikost, und auch sein Bäuchlein spielt dabei mit (mehr dazu erfahren Sie ab Seite 82):

> Am einfachsten ist es, wenn Sie mit dem Gemüse starten. Für den Einstieg sind Möhren oder auch Kürbis und Zucchini bestens geeignet, da sie gut verdaulich sind.

> Beginnen Sie mit zwei bis drei wenig gefüllten Teelöffeln und seien Sie darauf gefasst, dass Ihr Baby einen Großteil davon mit der Zunge wieder herausschiebt. Denn es muss erst noch lernen, den Brei mit der Zunge nach hinten zu befördern und dann zu schlucken.

> Bleiben Sie vier bis sechs Tage bei Ihrem Startgemüse und steigern Sie die Menge langsam auf einige Löffelchen. Da Ihr Baby davon allein nicht satt wird, darf es sich hinterher noch an Muttermilch oder Milchnahrung satt trinken.

> Erhöhen Sie die Gemüsemenge von Tag zu Tag langsam, sodass Ihr Kind seinen Hunger immer mehr mit dem Brei stillt und dementsprechend weniger Milch benötigt.

> Wenn Ihr Baby schließlich 100 Gramm Gemüsepüree (ein kleines oder ein halbes großes Gläschen) isst, können Sie auf einen Gemüse-Kartoffel-Brei (im Verhältnis 2:1) umsteigen.

> Steigern Sie die Mengen nun täglich, bis Ihr Baby etwa 150 Gramm Gemüse-Kartoffel-Brei pro Mittagsmahlzeit isst. Sobald diese Menge erreicht ist, ergänzen Sie den Brei noch um 20 Gramm möglichst fein püriertes Fleisch.

EINZELN UND SCHRITT FÜR SCHRITT Führen Sie nie mehr als ein neues Lebensmittel ein und lassen Sie Ihrem Baby einige Tage Zeit, sich daran zu gewöhnen. So kann Ihr Kind den jeweiligen Geschmack kennenlernen, und Sie können sofort feststellen, ob Ihr Baby auf ein neu eingeführtes Lebensmittel allergisch reagiert.

Beikost für allergiegefährdete Babys

Spätestens nach dem sechsten Lebensmonat sollten auch allergiegefährdete Kinder ihre erste Beikost bekommen. Ob eine allergenarme Ernährung im zweiten Lebenshalbjahr noch einen Nutzen für die Allergieprävention bringt, ist jedoch fraglich. Es gibt bereits Hinweise darauf, dass das Vermeiden bestimmter Lebensmittel das Allergierisiko womöglich sogar noch erhöhen kann. Trotzdem sollten Sie folgende Regeln beachten:

> Beginnen Sie mit einem einzigen Lebensmittel – am besten mit Möhren – und füttern Sie einige Tage hindurch nur dieses eine Lebensmittel. Beobachten Sie, wie Ihr Baby reagiert. Erst dann sollten Sie ein weiteres Lebensmittel, zum Beispiel Kartoffeln, einführen. Nun geben Sie Kartoffeln und Möhren einige Tage und beobachten auch dieses Mal wieder, ob Ihr Kind es verträgt oder ob es mit Bauchschmerzen oder Hautausschlägen reagiert. So erweitern Sie nach und nach den Speiseplan und können jetzt schon feststellen, worauf Ihr Baby allergisch reagiert.

> Vielfalt im Speiseplan zu Beginn ist nichts für allergiegefährdete Babys! »Allerlei-Mischungen« dürfen Sie erst dann geben, wenn Sie auf die oben beschriebene Art und Weise getestet haben, dass Ihr Kind auf keine der darin enthaltenen Zutaten allergisch reagiert.

> Studieren Sie bei Fertigprodukten immer genau deren Inhaltsliste und testen Sie alle enthaltenen Zutaten zuerst einzeln auf ihre Verträglichkeit hin, bevor Sie es Ihrem Kind füttern.

> Vermeiden Sie zu Beginn rohe Lebensmittel. Denn rohe Kost löst schneller Allergien aus als gegarte. Geben Sie Ihrem Baby also anstelle eines rohen geriebenen Apfels gedünstetes Apfelkompott.

> Viele Hersteller kennzeichnen Gläschen, die für allergiegefährdcte Kinder geeignet sind, mit einem »A«. Sie bestehen aus wenigen Zutaten und enthalten nur Lebensmittel, die erfahrungsgemäß allergenarm sind. Hierzu zählen Blumenkohl, Brokkoli, Fenchel, Kartoffeln, Kohlrabi, Zucchini, Reis- und Maisflocken sowie Äpfel, Aprikosen, Bananen und Birnen. Als besonders verträgliche Fleischsorten sind vor allem Huhn, Kalb, Lamm und Rind zu nennen.

DER SIEBTE MONAT ALS DEADLINE

Je später der kindliche Organismus mit Beikost konfrontiert wird, umso besser. Doch spätestens im siebten Lebensmonat muss damit begonnen werden, da auch allergiegefährdete Babys spätestens dann die Nährstoffe brauchen.

Hochstuhl, Löffel & Co – das richtige »Handwerkszeug«

Zu Beginn werden Sie Ihr Baby beim Füttern auf Ihrem Schoß sitzen haben, da es wahrscheinlich noch nicht allein sitzen kann. Alternativ dazu besteht aber auch die Möglichkeit, das Baby in eine Wippe zu legen und es dort zu füttern. Dies hat den Vorteil, dass Sie währenddessen beide Hände frei haben.

Sobald Ihr Kind sitzen kann, bietet sich natürlich der Hochstuhl an, der zu den Mahlzeiten an den Tisch geschoben wird. So gewöhnen Sie Ihr Baby auch gleich daran, am Familientisch mit Platz zu nehmen.

Doch egal, wie Ihr Baby sitzt – ohne Lätzchen oder eine große Stoffwindel geht erst einmal gar nichts. Denn gerade zu Beginn wird nur ein kleiner Teil dessen geschluckt, was auf dem Löffel in den Mund wandert. Der Rest läuft aus dem Mund wieder heraus und muss weggewischt werden.

Was tun, wenn's nicht klappt?

Ab und zu gibt es Babys, die sich trotz des entsprechenden Alters mit dem Mittagsgemüse nicht anfreunden können. Dann sollten sie versuchen, das Essen vom Löffel mit einigen Löffeln Obst zu »versüßen«. Wenn das klappt, mischen Sie einige Löffel Gemüsebrei unter das Obst und reduzieren nach und nach die Obstmenge, bis nur noch Gemüse übrig bleibt. Falls Ihr Baby trotz aller Überlistungsversuche zur Gruppe der Verweigerer gehört, sollten Sie ruhig bleiben und etwas abwarten. Meist klappt es dann beim zweiten Versuch. Und das ist auch gut so, denn langfristig benötigt Ihr Baby die darin enthaltenen Nährstoffe.

Essen lernen durch Nachahmung

Kinder lernen auch Essen durch Imitation! Nehmen Sie also möglichst oft Ihre Speisen mit Ihrem Kind ein, auch wenn es dabei auf dem Schoß Ihres Partners oder im Hochstuhl sitzt und gefüttert wird. So kann Ihr Baby sehen, wie Sie das Besteck zum Mund führen und was Sie so alles mit der Nahrung auf Ihrem Teller anstellen. Schon bald wird es versuchen, Sie darin nachzuahmen.

GU-ERFOLGSTIPP

BALD SELBSTSTÄNDIG

Es wird nicht mehr lange dauern, und Ihr Baby möchte selbst zum Löffel greifen. Um das Chaos in Grenzen zu halten, binden Sie Ihrem Baby ein möglichst großes Lätzchen um und platzieren eine Plastikunterlage unter dem Babystuhl. Ein gebogener Löffel aus Plastik erleichtert das Zielen. Und auch mit einem Plastikteller, der am Rand hochgezogen ist, liegen Sie richtig. Denn so lässt sich der Brei nicht so leicht über den Rand hinausschieben.

Die besten Tipps für erfolgreiches Zufüttern

Nun ist die reine Still- beziehungsweise Flaschenzeit vorbei, und Ihr Baby soll jetzt auch anderes als Milch bekommen. Da jedes KInd individuell ist, wird das Zufüttern dementsprechend bei jedem anders ablaufen. Mit folgenden Tipps gelingt allerdings auch dieser Zeitabschnitt ohne große Komplikationen.

1. Füttern Sie Ihr Baby zu Beginn mit einem gut abgerundeten Plastiklöffel. Dieser ist wärmer als ein Metalllöffel und fühlt sich im Mund besser an.

2. Babys bekleckern sich mit Brei! Schützen Sie die Kleidung deshalb mit einem Lätzchen oder einer Stoffwindel.

3. Bringen Sie Geduld und Zeit mit! Ihr Baby muss mühsam lernen, die Nahrung vom Löffel zu nehmen, nach hinten zu transportieren und zu schlucken.

4. Will Ihr Baby absolut kein Gemüse zu Mittag, probieren Sie es zuerst mit einigen Löffeln Obst. Wenn das klappt, das Obst wieder durch einen Gemüse-Kartoffel-Fleisch-Brei ersetzen. Denn nur so bekommt es alle wichtigen Nährstoffe.

5. Vor dem Erwärmen in Wasserbad, Gläschenwärmer oder Mikrowelle immer den Gläschendeckel entfernen. Danach gut umrühren und die Temperatur des Breis sorgfältig prüfen.

6. Babynahrung (auch Gläschen), die schon einmal erwärmt wurde, kein zweites Mal aufwärmen! Besser: mit einem sauberen Löffel die benötigte Menge entnehmen und in einem Schälchen erwärmen. Das Gläschen wieder verschließen und bis zum nächsten Tag im Kühlschrank aufbewaren.

7. Auf keinen Fall das Trinken vergessen! Die Beikost enthält viele Ballaststoffe, sodass Ihr Baby nun mehr Flüssigkeit in Form von ungesüßten Tees, stillem Mineralwasser oder verdünnten Obstsäften (idealerweise im Verhältnis 1:3) benötigt.

8. Gläschenkost sollte kein zusätzliches Salz oder Gewürze enthalten! Die Breie mögen für das Empfinden eines Erwachsenen fad schmecken, doch der feine Geschmackssinn Ihres Babys braucht keine zusätzliche Würze.

9. Je älter Ihr Baby wird, umso stückiger kann die Kost sein. Mit der Gabel zerdrückte Nahrung regt zum Kauen an.

10. Zahnpflege ist ab dem ersten Zahn Pflicht! Reinigen Sie dazu am Abend die Milchzähne mit einem Wattestäbchen oder verwenden Sie entsprechende Säuglingszahnbürsten. Zahnpasta ist zu Beginn noch nicht nötig.

Trinken – bitte nicht vergessen

10 LITER PRO TAG!
Babys sind mit 140 bis 180 Milliliter Flüssigkeit pro Tag echte Vieltrinker, was bei folgendem Vergleich deutlich wird: Wollte eine Frau mit 60 Kilo Körpergewicht eine entsprechende Menge trinken, müsste sie täglich rund 10 Liter Flüssigkeit zu sich nehmen!

Der Körper eines Babys besteht mit 70 bis 80 Prozent aus wesentlich mehr Wasser als der eines Erwachsenen, der es auf gerade mal 55 bis 65 Prozent bringt. Das heißt, Ihr Baby muss immer ausreichend trinken, um diesen hohen Wasseranteil zu halten. Dem gegenüber steht die Tatsache, dass die Nierenleistung von Neugeborenen noch stark eingeschränkt ist. Es kann also empfindlich reagieren, wenn ihm zu viel Flüssigkeit zugeführt wird.

Als Sie Ihr Baby vier bis sechs Monate voll gestillt beziehungsweise ausschließlich mit Säuglingsmilchnahrung gefüttert haben, war im Normalfall eine Extrazufuhr von Flüssigkeit nicht nötig. Hat Ihr Kind jedoch hohes Fieber, sind die Außentemperaturen extrem hoch, sodass es stark schwitzt, oder leidet Ihr Baby unter Durchfall und Erbrechen, kann das dazu führen, dass es trotzdem mehr Flüssigkeit braucht. In diesen Fällen müssen Sie Ihrem Kind abgekochtes Leitungswasser, stilles, für die Zubereitung von Babynahrung geeignetes Mineralwasser oder ungesüßten Kräutertee mithilfe einer Flasche mit kleinem Sauger oder auf einem kleinen Löffel geben. Und natürlich sollten Sie im Fall einer Krankheit auch Ihren Kinderarzt aufsuchen!

DIE WICHTIGSTEN TIPPS RUND UMS TRINKEN

> Babys Getränke sollten weder Zucker noch Zuckeraustauschstoffe enthalten.

> Für Obstschorle nur naturreine Säfte ohne (Zucker-)Zusätze verwenden und mit Wasser stark verdünnen (siehe oben).

> Babykräutertees (in Teebeuteln oder als lose Teeblätter) sind ideale Durstlöscher.

> Babys trinken gern Wasser – probieren Sie's!

> Für jeden Löffel Beikost, den Ihr Baby isst, sollte es einen Schluck Wasser trinken.

> Ihr Baby sollte seinen Durst zügig löschen und dann die Flasche/Tasse wegstellen. Denn Dauernuckeln fördert (auch mit Wasser) Karies.

> Je früher Ihr Kind aus der Trinklerntasse trinkt, umso schneller klappt's mit dem Glas!

> Bieten Sie Ihrem Kind über den Tag verteilt Getränke an. Dabei die Zeit kurz vor den Mahlzeiten aussparen, da Trinken satt macht.

> Ist der Stuhl des Babys weich und sind die Windeln immer nass und schwer, trinkt es ausreichend.

So viel sollte Ihr Baby trinken

Mit dem ersten Brei kommt dann auch der erste Griff zur (Wasser-)Flasche. Denn mit der festen Nahrung nimmt Ihr Baby Ballaststoffe auf, die nur dann die Verdauung fördern, wenn sie mit reichlich Flüssigkeit in den Darm gelangen. Deshalb sollte Ihr Kind parallel zur Beikost vom vierten bis zum sechsten Monat täglich etwa 250 Milliliter trinken, ab dem sechsten Monat können es bis zu 500 Milliliter sein. Wichtig: Milch ist ein Lebensmittel und wird deshalb nicht zur Trinkmenge gezählt!

KRÄUTERTEES – KAUM REIZEND

Grundsätzlich kann jedes Nahrungsmittel eine Allergie auslösen. Doch Allergien gegen Kräuter treten – wenn überhaupt – recht selten auf. Deshalb sollten Sie Ihrem Kind auf jeden Fall Kräutertee anbieten, die nicht nur bei Durst, sondern auch gegen verschiedene kleine Wehwehchen sanft helfen. Um auf Nummer sicher zu gehen, empfiehlt es sich, nicht mehrere Teesorten gleichzeitig zu geben, sondern sich auf eine Sorte Tee pro Woche zu beschränken.

Ideal: Wasser in jeder Form

Trinkwasser aus dem Wasserhahn ist in der Regel auch für Säuglinge und Kleinkinder dann geeignet, wenn es nicht über alte Bleirohre kommt und der Nitratgehalt des Wassers nicht über 50 Milligramm pro Liter beträgt. Daneben ist natürlich auch jedes Mineralwasser verwendbar, das vom Hersteller als »für die Zubereitung von Babynahrung geeignet« ausgewiesen ist.

Tees und Schorlen als Alternativen

»Tee ja, Zucker nein« lautet die Regel beim Tee. Vor allem Instanttees enthalten oft Zucker und sind daher weniger geeignet. Doch die Auswahl an Beutel- und losen Tees bietet eine Menge Alternativen. Ab und zu können Sie Ihrem Kind auch verdünnte Obstsäfte geben. Diese sollten allerdings aus 100 Prozent Saft (ohne Zuckerzusatz) bestehen und mindestens im Verhältnis 1:1, besser aber noch 1:3 gemischt werden.

Bitte kein Dauernuckeln!

Schön, wenn Ihr Kind gern und viel aus seiner Flasche trinkt. Dennoch sollten Sie darauf achten, dass es nicht ständig daran nuckelt. Denn sind die Zähne über längere Zeit von Flüssigkeit umspült, begünstigt das die Entstehung von Karies. Gewöhnen Sie Ihr Kind deshalb schon früh an die Schnabeltasse.

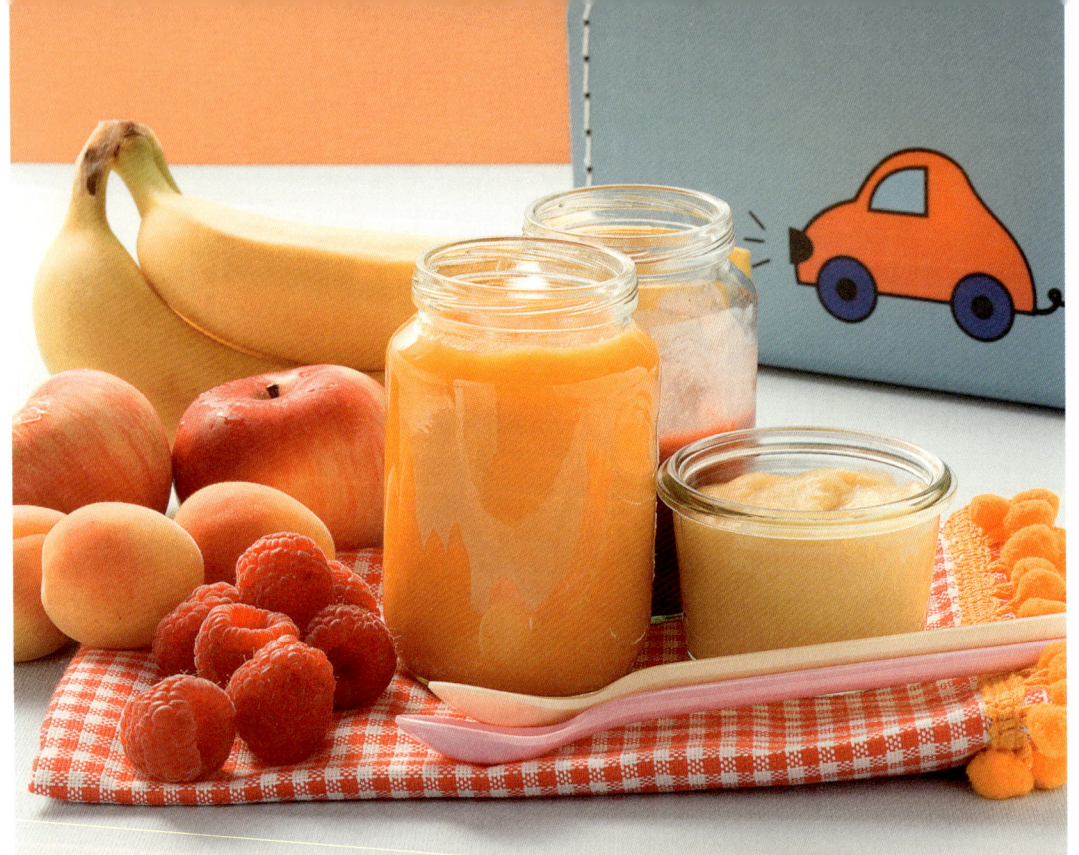

Babys Brei – selber kochen oder fertig kaufen?

Sie haben die Wahl, ob Sie den Brei zubereiten oder lieber zu einem Fertigprodukt aus dem Glas greifen möchten. Entscheidend ist, dass dieser erste Brei wichtige Vitamine sowie viele mehrfach ungesättigte Fettsäuren liefern muss; dazu 80 Prozent des kindlichen Tagesbedarfs an Kupfer, Mangan, Vitamin A sowie an Ballaststoffen. Über den Fleischanteil bekommt Ihr Baby schließlich das Eisen, das es nun so dringend braucht, weil die in der Schwangerschaft angelegten Eisenreserven allmählich zur Neige gehen.

Babynahrung aus eigener Küche

Selberkochen ist dann von Vorteil, wenn frisches, schadstoffarmes Gemüse und Obst zur Verfügung stehen. Bei lange gelagertem Obst und Gemüse aus konventionellem Anbau kann es sein, dass die Schadstoffbelastung zu hoch und der Nährstoffgehalt zu niedrig ist. Außerdem muss beim Selberkochen sehr genau auf Sauberkeit geachtet werden. Nicht benötigte Portionen müssen sofort eingefroren und dann innerhalb von max. drei Monaten verbraucht werden. Und denken Sie daran: Im Kühlschrank hält sich selbst gekochter Brei immer nur bis zum nächsten Tag.

Fazit: Wer gern kocht, frisch geerntetes, unbelastetes Gemüse zur Verfügung hat und sich strikt an die Regeln für die Zubereitung hält (kein Zusatz von Salz!), kann die Breie für sein Baby bedenkenlos selbst zubereiten. Der Vorteil liegt darin, dass Sie bestimmen, welche Zutaten in welchen Mengen hineinkommen, und dabei vielleicht auf Vorlieben Ihres Kindes eingehen können. Außerdem sind selbst gekochte Breie die preisgünstigere Alternative.

IDEAL: HOMEMADE UND AUS DEM GLAS IM WECHSEL

Wie so oft liegt das Optimum auch bei dieser Frage in der Mitte: Wer Zeit und Lust hat, sein Baby mit frischem, nährstoffreichem und schadstoffreiem Gemüse zu bekochen, sollte das tun – Ihr Baby wird sich über das individuelle Mahl freuen. Es ist jedoch auch kein Problem, Babys zwischendurch mit einem Gläschen zu füttern, gerade wenn einmal die Zeit oder die Zutaten fehlen. Vielleicht nimmt Ihnen Ihr Kind aber auch die Entscheidung ab, indem es die eine oder andere Variante ganz klar bevorzugt.

Optimale Qualität auch aus dem Glas

Da gerade Gläschenkost sehr streng auf Nitratgehalt, Pestizid- und Schadstoffbelastung hin kontrolliert wird, liegen diese Werte normalerweise niedriger als bei (Bio-)TK-Gemüse oder frischem (Bio-)Gemüse. Und auch was die Sauberkeit angeht, ist Gläschenkost vorbildlich. Ebenso unterliegen Inhalts- und Nährstoffe der Gläschen einer ständigen Qualitätskontrolle, sodass eine gleichmäßige Nährstoffzufuhr gewährleistet ist.

Fazit: Es spricht also nichts dagegen, Ihrem Baby Gläschenkost zu füttern, da diese qualitativ sehr hochwertig ist und in puncto Schadstoffbelastung wahrscheinlich unter den Werten selbst gekochter Breie liegt – zumal einige Hersteller in ihren firmeninternen Richtlinien die Vorgaben des Gesetzgebers sogar unterschreiten.

Breikost auf Vorrat – das ist zu beachten

Gerade zu Beginn isst Ihr Baby sehr kleine Mengen, die zu kochen sich nicht lohnen würde. Daher empfiehlt es sich, eine größere Portion Brei zuzubereiten und in kleinen Portionen einzu-
gefrieren. Das Einfrieren lohnt sich aber nicht nur für den fertigen Brei, sondern auch für einzelne Breikomponenten wie etwa
Fleisch, das Sie nicht jeden Tag in entsprechender Qualität ver-
fügbar haben. So können Sie das Fleisch bei Bedarf auftauen und
mit den frischen Zutaten mischen.

Werden später nur kleinere Breimengen benötigt, sind Eiswürfel-
behälter oder Eiswürfelbeutel am besten geeignet. Denn so lassen
sich flexible Mengen auftauen und fertigstellen. Sobald sich die
Essmenge Ihres Babys eingependelt hat, können die Portionen in
ausgekochten Gläschen mit Deckel bei -18 Grad für etwa zwei
Monate eingefroren werden.

Gefrorene Breie tauen Sie am besten im Wasserbad auf (dafür ist
übrigens der Fläschchenwärmer gut geeignet) oder bei geringer
Hitzezufuhr mit wenig kochendem Wasser im Topf. Wer möchte,
kann auch auf die Mikrowelle zurückgreifen. Doch egal welche
Methode Sie wählen, wichtig ist bei allen, dass Sie den Brei erst
direkt vor dem Verzehr auftauen, dann gleich erhitzen und sofort
servieren. Einmal aufgetauter Brei sollte grundsätlich kein zweites
Mal erwärmt werden, da sich sonst Keime entwickeln können.

Wenn Sie Babys Breie selbst
zubereiten, lohnt es sich, auf
Vorrat zu kochen.

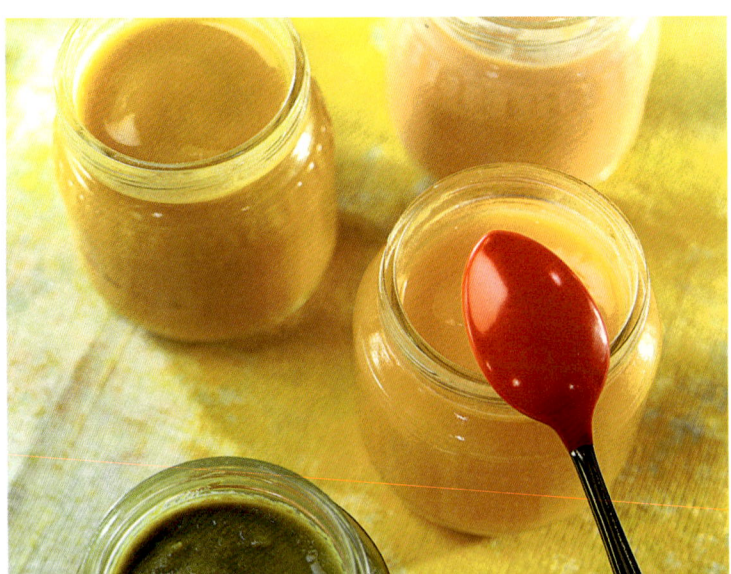

Welche Lebensmittel für mein Baby?

Um Ihnen die Auswahl der richtigen Lebensmittel für Babys Beikost zu erleichtern, finden Sie hier die wichtigsten Informationen zu Gemüse, Obst & Co. Lesen Sie aber auch, warum bestimmte Produkte im Babybrei noch nichts verloren haben.

Gemüse

Wenn Sie den Gemüse-Fleisch-Brei selbst zubereiten, sollten Sie auf ungespritztes Gemüse aus dem eigenen Garten setzen oder ausschließlich biologisch angebautes Gemüse kaufen, da dieses die wenigsten Schadstoffe enthält. Verwenden Sie zudem das Gemüse möglichst erntefrisch, denn mit jedem Tag der Lagerung gehen wertvolle Vitamine verloren. Für die Einführung der Beikost geeignete Gemüsesorten sind Möhren und Pastinaken, Fenchel, Kartoffeln, Zucchini, Kürbis und Spinat.

> Möhren (Karotten) stehen, was die Rangliste der beliebtesten Gemüsesorten in der Säuglingsernährung angeht, ganz oben. Da sie leicht süßlich schmecken und extrem selten Allergien auslösen, werden sie gern als Startgemüse genommen.

> Pastinaken zählen – wie auch Kartoffeln – zu den Knollengewächsen. Sie waren lange in Vergessenheit geraten, haben sich in den letzten Jahren jedoch als alternatives Startgemüse etabliert, da sie sehr gut vertragen werden.

> Fenchelknollen (Gemüsefenchel) enthalten viele ätherische Öle, die regulierend auf die Darmtätigkeit wirken. Als Gemüse werden sie grundsätzlich sehr gut vertragen.

> Kartoffeln sind aus der Babykost nicht wegzudenken, da sie gut verträglich sind und wertvolle Kohlenhydrate liefern. Bei der Selbstzubereitung von Breien sollten stets alle grünen Stellen großzügig entfernt werden, da sie das Nervengift Solanin enthalten.

MÖHREN KEINE ALLERGIEAUSLÖSER
Grundsätzlich bedeutet die Einführung jedes neuen Lebensmittels (also auch aller möglichen Gemüsesorten) einen Kontakt mit Fremdstoffen, denn der kindliche Körper kannte dieses Lebensmittel bisher ja nicht. Damit die Beikosteinführung für allergiegefährdete Kinder möglichst glatt über die Bühne geht, sollten Sie alle Nahrungsmittel besonders langsam und schrittweise einführen. Dabei empfiehlt es sich, auf Nahrungsmittel zurückzugreifen, die erfahrungsgemäß nur selten Allergien auslösen. Zu diesen zählen neben den Frühkarotten milde Gemüsesorten wie zum Beispiel Kürbis, Pastinaken oder Zucchini. Bislang gibt es keine Daten, die belegen, dass durch die Verwendung von Karotten als Erstgemüse Allergien bei Säuglingen häufiger auftreten.

> Zucchini und Kürbis sind eng verwandt, äußerst reizarm und gut verträglich. Während der Kürbis immer mehr auch den Gläschenmarkt erobert, sind Zucchini aufgrund ihres hohen Wassergehalts dafür nur schlecht geeignet. Fürs Selberkochen wichtig: Nur kleine Zucchini verwenden, sie sind weniger wasserhaltig und haben mehr Geschmack als die großen.

> Spinat enthält entgegen früherer Aussagen nicht mehr Eisen als vergleichbare Gemüsesorten. Bei Spinat immer wichtig: Nach der Zubereitung nicht noch einmal aufwärmen, da sich ansonsten aus dem enthaltenen Nitrat schädliches Nitrit bildet.

> Andere Gemüsesorten wie Blumenkohl, Brokkoli und Kohlrabi sind zwar relativ gut verträglich, können aber unter Umständen zu Blähungen führen. Beobachten Sie daher Ihr Baby, ob es diese Kohlsorten verträgt. Zwiebeln, Lauch und Knoblauch enthalten zwar viele gesunde Inhaltsstoffe, sie können jedoch für die Verdauung von Babys ganz schön »harte Brocken« sein und ebenfalls Blähungen auslösen.

Obst

Achten Sie auch hier darauf, heimisches Bio-Obst der Saison zu kaufen, wenn Sie den Obstbrei selbst zubereiten möchten. Es enthält am wenigsten Schadstoffe und verliert durch die kurzen Transportwege nur wenig Vitamine. Ausnahme sind Bananen; Die geeignetsten, da reizarmen Obstsorten sind Äpfel und Bananen, aber auch Birnen, Kirschen, Trauben, Pfirsiche und Aprikosen sind mild sowie säurearm und kommen daher infrage.

> Äpfel enthalten viel Vitamin C, das die Eisenaufnahme fördert, was gerade für Säuglinge sehr wichtig ist. Milde Äpfel sind meist das erste Obst, das gedünstet und püriert dem Baby gefüttert wird. Später erübrigt sich das Dünsten, und Sie können Ihrem Baby einfach frisch geriebene Äpfel anbieten.

> Bananen gehören zu den am besten verträglichen und gängigsten Obstsorten in der Beikost des Säuglings. Da ihr Zuckergehalt relativ hoch ist, sollten Sie Bananen mit säuerlichen Obstsorten (etwa Äpfeln) mischen. Mittlerweile gibt es auch ausreichend Bio-Bananen am Markt, die den herkömmlichen

Bananen vorzuziehen sind. Für die Zubereitung eines Babybreis schneiden Sie an den Enden je einen Zentimeter weg und verwenden nur den Mittelteil, da die Schale von Bananen (insbesondere von konventionell angebauten Stauden) viele haltbarmachende Chemikalien enthält, wovon besonders deren Vorder- und Endteil betroffen sind.

> Andere Obstsorten wie Zitrusfrüchte und deren Säfte sollten Sie nur geben, wenn Ihr Kind nicht allergiegefährdet ist und keine Probleme mit dem Wundsein hat. Erdbeeren sind für Kinder ohne Allergierisiko kein Problem. Liegt hingegen eine Allergiegefährdung vor, muss Ihr Baby darauf verzichten. Exotische Früchte wie Mango, Kiwi oder Ananas werden von einigen Babys nicht vertragen. Da es sehr viele einheimische Alternativen gibt, sollte das nicht schwerfallen.

Fette

Rapsöl, Maiskeimöl und andere pflanzliche Öle wie Sonnenblumen- oder Distelöl enthalten sehr viele wertvolle Fettsäuren sowie wichtige fettlösliche Vitamine, vor allem das Vitamin E. Wenn Sie einen Gemüse-Fleisch-Brei selbst zubereiten, ist es wichtig, einen Teelöffel Pflanzenöl zu dem Brei hinzuzugeben, da das Fett die Aufnahme der fettlöslichen Vitamine unterstützt und so dem Körper die notwendigen Fettsäuren liefert. Alternativ kann auch Butter genommen werden. Da sie jedoch Milcheiweiß enthält, ist sie für Kinder mit Allergiegefährdung nicht geeignet.

Getreide

Getreide liefert außer Energie wichtige Mineralstoffe und Vitamine. In die Beikost sollten Sie ausschließlich mit glutenfreien Getreidesorten (Mais, Reis, Hirse) starten und erst später die glutenhaltigen Sorten Weizen, Roggen, Hafer, Dinkel und Gerste einführen.

GETREIDE FÜR ALLE FÄLLE

Mais enthält viele gesunde Fettsäuren, dafür aber weniger wertvolles Eiweiß. Ganz im Gegensatz zum Weizen, der auch noch reichlich Eisen enthält und von Babys ohne Darmprobleme gut verdaut werden kann. Hafer ist als Säuglingsgetreide sehr beliebt, da er nicht nur gut vertragen wird, sondern auch noch einen hohen Gehalt an Nährstoffen aufweist. Darüber hinaus wirkt Hafer bei Magen-Darm-Entzündungen heilend. Wer auf reichlich Eisen fürs Baby Wert legt, liegt bei Hirse richtig, da sie etwa doppelt so viel Eisen wie andere Getreidesorten enthält.

Heute gibt es fast alle Getreidesorten auch als Instantbabyflocken zu kaufen, die für einen Brei einfach nur mit Milch, Milchnahrung oder Wasser angerührt werden. Wichtig: Meiden Sie zu Beginn Mehrkornflocken!

Nudeln

Nudeln sind Bestandteil vieler Menügläschen, wobei meist Weizenmehl verarbeitet wird. Sie sind gut verdaulich und liefern wertvolle Kohlenhydrate. Produkte mit Vollkornnudeln liefern jedoch noch mehr Ballaststoffe, Vitamine und Mineralstoffe.

Fisch

Ganz im Gegensatz zu unseren Nachbarn am Mittelmeer gab es bei uns lange Zeit kaum Gläschen mit Fisch zu kaufen. Dabei liefert gerade Fisch hochwertiges Eiweiß. Wenn Sie Ihrem Kind einen Gemüsebrei mit Fisch zubereiten möchten, müssen Sie darauf achten, dass auch nicht die kleinste Gräte im Brei verbleibt.

Fleisch

Ob Rindfleisch, Kalbfleisch, Schweinefleisch, Hühnerfleisch oder Putenfleisch – alle Sorten liefern wertvolles Eisen, das Ihr Baby zur Auffüllung seiner Eisenspeicher benötigt. Sie sollten daher Ihrem Kind durchaus vier- bis fünfmal pro Woche Fleisch von bester Bio-Qualität anbieten.

Eier

Sie können dem Babybrei anstelle von Fleisch auch einmal pro Woche ein hart gekochtes Eigelb untermischen. Ist Ihr Kind allergiegefährdet, sollten Sie mit dem ersten Ei noch etwas warten.

Salz

Achten Sie darauf, dass die ersten (reinen Gemüse-)Gläschen kein Salz enthalten. Später wird das schon schwieriger, denn alle im Handel erhältlichen Menügläschen enthalten jodiertes Speisesalz. Wenn Sie die Breie selbst zubereiten, sollten Sie ganz auf Salz verzichten beziehungsweise sparsam damit umgehen.

UNBEDINGT MIT JOD

Wenn Sie Babynahrung selbst zubereiten und sparsam salzen, verwenden Sie unbedingt jodiertes Speisesalz. Denn unsere Lebensmittel enthalten sehr wenig Jod; dieses ist aber für eine entsprechende Entwicklung des Babys von entscheidender Bedeutung.

Milch und Milchprodukte

Kuhmilch als Getränk ist für die Ernährung Ihres Babys tabu. Es gibt immer wieder Fälle, bei denen eine zu frühe Gabe von Kuhmilch Darmblutungen beim Baby verursacht. Auch die Milchbreie sollten Sie vor allem zu Beginn mit einer Säuglingsmilchnahrung aus dem Handel zubereiten (bei allergiegefährdeten Kindern auf HA-Nahrung und entsprechende Breie zurückgreifen). Gegen Ende des ersten Lebensjahres können Sie die Milchbreie dann nach und nach mit 3,5-prozentiger Vollmilch zubereiten. Joghurt, Quark, Sahne & Co sollten Sie während des ersten Lebensjahres ebenfalls meiden.

Schokolade

Halten Sie Ihr Baby möglichst lang von Schokolade (und auch von Breien mit Schokolade) fern – irgendwann wird es sich ohnehin nicht mehr vermeiden lassen.

Nüsse

Nüsse enthalten zwar sehr wertvolle Öle, lösen jedoch auch häufig eine Allergie aus. Ist Ihr Kind allergiegefährdet, muss es mindestens im ersten Lebensjahr auf jede Art von Nüssen verzichten.

Zucker und Honig

Egal um welche Zuckerart es sich handelt – Ihr Baby braucht im ersten Lebensjahr keinen Zucker! Verzichten Sie deshalb auf gesüßte Gläschen und Breie beziehungsweise geben Sie diese nicht zu oft. Ihr Kind gewöhnt sich sehr rasch an einen süßen Geschmack. Außerdem tut zu viel Zucker den Zähnen Ihres Babys nicht gut. Honig wird zwar häufig als »gesunde Süße« verkauft, sollte aber trotzdem nicht für Babyspeisen genutzt werden. Denn wie auch Zucker begünstigt er die Entstehung von Karies. Außerdem kann Honig Allergien auslösen, da er Blütenpollen enthält.

KEIN HONIG FÜR BABYS

Säuglinge sollten im ersten Lebensjahr keinen rohen Honig essen, da ihre Darmflora noch nicht ausreichend entwickelt ist. Im Honig können Sporen des Bakteriums Clostridium botulinum sein, die im Darm des Säuglings auskeimen und Giftstoffe bilden könnten, sodass es zum Säuglingsbotulismus käme. Der in Babynahrung enthaltene Honig stellt jedoch keine Gefahr dar, da die Nahrung erhitzt wird, was die Sporen schließlich abtötet.

WICHTIGES ZUM THEMA VERDAUUNG

> Durchfallerkrankungen kommen bei Babys und Kleinkindern recht häufig vor. Sie sind immer ernst zu nehmen, da Babys durch den großen Flüssigkeits- und Mineralstoffverlust schnell austrocknen. Gehen Sie also unbedingt zum Kinderarzt, wenn Ihr Kind häufig dünnen Stuhlgang hat, um abzuklären, ob der Durchfall behandelt werden muss.

> Stillbabys leiden relativ selten unter Verstopfung. Und es ist auch ganz normal, wenn sie nur alle drei bis vier Tage die Windel voll haben. Der Stuhl sollte dann aber weich sein.

> Flaschenkinder dagegen sollten mindestens alle drei Tage Stuhlgang haben. Ist der Stuhl hart, bekommt das Baby wahrscheinlich zu wenig Flüssigkeit. Prüfen Sie in diesem Fall die Dosierung der Milchnahrung; eventuell steigen Sie auf eine andere um. Schwitzt Ihr Baby stark, verliert es dadurch Flüssigkeit. Sie sollten ihm dann ungesüßte Kräuterbabytees geben.

> Wenn Ihr Baby schon Beikost bekommt, sollte es unbedingt ausreichend trinken, denn die im Brei enthaltenen Ballaststoffe benötigen zum Aufquellen im Darm reichlich Flüssigkeit. Stuhlauflockernd wirken außerdem Apfel oder Birne, während Möhren und Bananen eher stopfen.

Kleiner Einkaufsführer

Für die gesamte Beikost gibt es mittlerweile eine EU-weite Richtlinie, die auch für Kleinkinderlebensmittel (von ein bis drei Jahren) gilt. Das heißt für Sie als Verbraucher, dass Sie sich auch bei einem Urlaub im EU-Ausland sicher sein können, dass die dort gekaufte Babykost den gesetzlichen Richtlinien entspricht.

Wer bietet was wo an?

In Deutschland, Österreich und der Schweiz sind als Hauptanbieter für Beikost die Firmen Hipp, Milupa und Nestlé/Alete zu nennen. Holle und Sunval vertreiben rein biologische Produkte und sind vor allem in Reformhäusern und Naturkostläden zu finden, während die ebenfalls rein biologischen Alnaturaprodukte in ausgewählten deutschen und österreichischen Drogeriemärkten sowie Supermarktketten angeboten werden. Bebivita finden Sie nur in Deutschland, während Milasan in Deutschland und teilweise auch in Österreich vertrieben wird.

Die Einkaufscheckliste

Die Regale der Supermärkte und Drogerien bieten heute ein riesiges Angebot an Gläschen und Breien. Folgende Hinweise sollen Ihnen helfen, das passende Produkt zu finden und den Inhalt auf den Etiketten richtig zu beurteilen.

> **Geschmackszutaten:** Verzichten Sie zu Beginn der Beikost auf Nüsse, die Allergien auslösen können, aber auch auf Schokolade, Kakao sowie Vanille und andere Gewürze.

> **Getreide:** Dinkel, Weizen, Hafer, Gerste und Roggen enthalten Gluten und sollten deshalb bis zum sechsten Monat nur in geringen Mengen gegeben werden, da der Darm des Babys noch nicht genügend ausgereift ist.

> **Milch:** Getreide-Obst-Brei, der fertig im Gläschen angeboten wird, sollte frei von Milch und Milchprodukten (wie Joghurt oder Quark) sein, da sonst die Inhaltsstoffe des Getreides vom Körper nicht gut aufgenommen werden.

> **Monatsangabe:** Die Angabe »Nach dem vierten Monat« bedeutet im Klartext, dass die Nahrung ab dem fünften Monat geeignet ist. Oft hilft auch ein Blick auf die Zutatenliste: Gläschen für den Beginn der Beikost sollten maximal vier bis fünf Zutaten enthalten, Getreidebreie kein glutenhaltiges Getreide.

> **Salz:** Gemüse- und wenn möglich auch Menügläschen, die zu Beginn der Beikost gefüttert werden, sollten ungesalzen sein. In den Produkten für ältere Kinder wird von den Herstellern jodiertes Speisesalz verwendet, wobei die Menge vorgeschrieben ist.

> **Zucker:** Vermeiden Sie Gläschen und Breie, die gesüßt sind. Häufig versteckt sich Zucker hinter Bezeichnungen wie Saccharose, Glukose, Dextrose oder Maltose. Aber auch Honig, Sirup oder Rohrzucker sollten tabu sein, da sie den Zähnen Ihres Babys schaden.

> **Zutaten:** Bevorzugen Sie Breie mit einer geringen Anzahl an Zutaten. Baby- und später auch Juniormenüs müssen zum Beispiel nicht mehr als vier Zutaten enthalten, und zwar eine Gemüsesorte, Kartoffeln, Nudeln oder Reis, Fleisch und Fett. Ein Milch-Getreide-Brei braucht hingegen nur die drei Zutaten Milch, Getreide und Fruchtsaft. Ein Getreide-Obst-Brei besteht im günstigsten Fall neben Wasser nur aus Getreideflocken, Obst und Fett (letzteres fehlt oftmals bei Fertigprodukten).
In diesem Fall sollten Sie dieses in Form von einem Teelöffel Butter oder Maiskeimöl hinzufügen, um dem Brei den nötigen Kaloriengehalt zu geben.

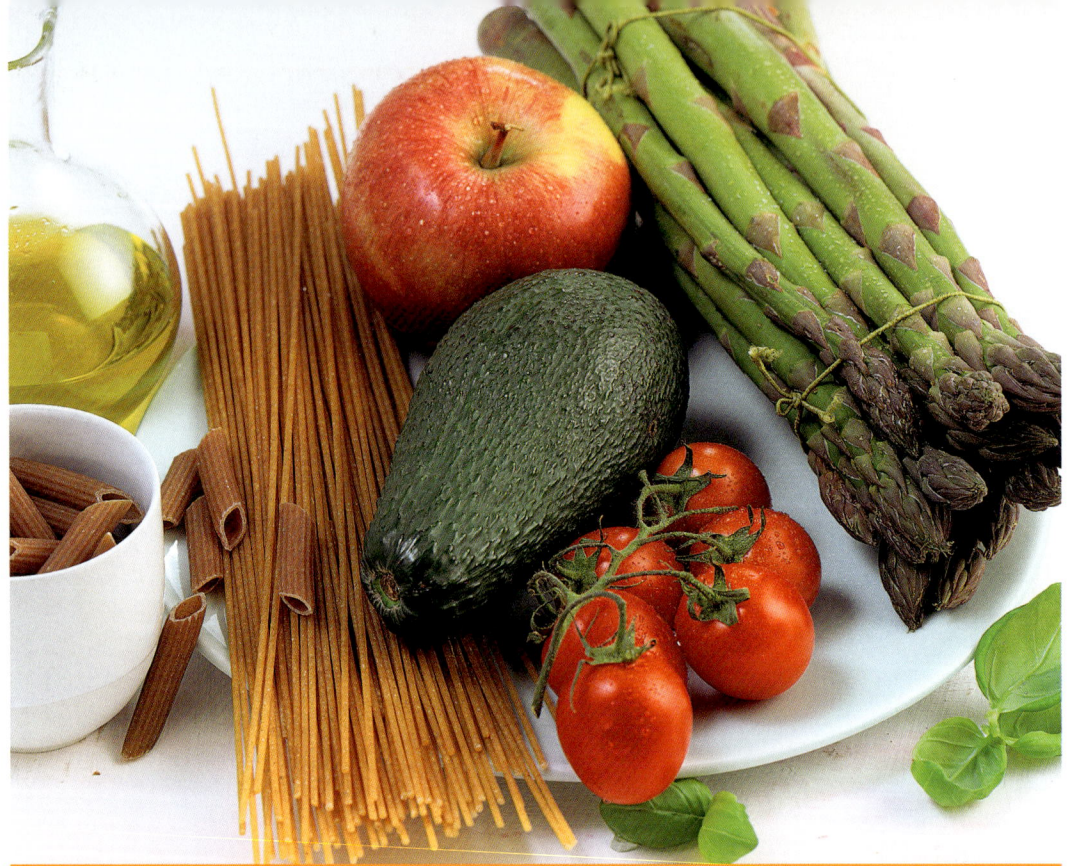

Alternative Ernährung –
was ist für Babys geeignet?

Neben der »Bio-Welle« sind seit einigen Jahren auch alternative Ernährungsformen schwer auf dem Vormarsch, was angesichts permanenter Lebensmittelskandale kaum verwundert. Bei den sogenannten alternativen Ernährungsformen wie Vegetarismus oder Makrobiotik wird in der Regel ganz oder teilweise auf tierische Produkte verzichtet, sodass die Frage und natürlich auch die Befürchtung naheliegen, ob es dabei fürs Baby nicht zu einem Mangel an bestimmten Nährstoffen kommen kann.

Vegetarismus

Ein Problem bei Vegetariern ergibt sich vor allem bei Müttern, die sich vegan ernähren. Wenn diese Frauen nicht über ein umfassendes Ernährungswissen verfügen und sich entsprechend ernähren, sind sie selbst unterversorgt. In diesem Fall erhält auch der Säugling über die Muttermilch nicht die benötigten Nährstoffe. Wenn dann noch länger als sechs Monate gestillt wird, sollte auf jeden Fall zusätzlich Eisen gegeben werden.

Anthroposophische Ernährungsweise

Rudolf Steiner empfiehlt, dass die ersten vier bis fünf Monate ausschließlich gestillt werden sollte. Anschließend soll bis zum neunten Monat Saft, Gemüse- und Milchbrei zugefüttert werden. Wer früher abstillt, dem wird als Flaschennahrung verdünnte Kuhmilch oder Stutenmilch angeraten, die mit Getreideschleim oder Mandelmus und Süßungsmitteln ergänzt werden. Doch damit lässt sich der Bedarf des Babys an ungesättigten Fettsäuren nicht decken. Da in der Beikost außerdem auf Fleisch verzichtet wird, muss hier bei Säuglingen auf eine ausreichende Eisenaufnahme geachtet werden. Die Empfehlung Steiners, zur Herstellung von Ersatznahrung Rohmilch zu verwenden, ist aus hygienischer Sicht ebenfalls abzulehnen.

Makrobiotische Ernährungsform

Die moderne Makrobiotik rät Müttern, sechs Monate voll zu stillen. Danach werden als Anfangsnahrung zum Beispiel gekochter und gesüßter Gemüsebrei, Nudeln, weich gekochte Möhren, Obstmus und Fisch empfohlen. Zwei- bis dreimal pro Woche sollte man die Gerichte um Fisch oder Ei erweitern. Als Alternativen zu Milch werden Meeresalgen, grünes Blattgemüse, Mandeln, Sonnenblumenkerne, Tofu und Hülsenfrüchte vorgeschlagen. Für Kinder stellt diese Ernährungsform ein erhebliches Gesundheitsrisiko dar.

DREI FORMEN VON VEGETARISMUS

Während Laktovegetarier nur pflanzliche Kost und Milch zu sich nehmen, genießen Lakto-Ovo-Vegetarier neben pflanzlicher Kost auch Milch und Eier. Ausschließlich die Veganer verzichten auf alle tierischen Lebensmittel. Besonders Frauen, die sich bereits länger rein vegan ernähren, leiden meist unter einem Vitamin-B-12-Mangel, den sie direkt an ihr Baby weitergeben. Deshalb sollte bereits während der Schwangerschaft – nach Rücksprache mit dem Arzt – Vitamin B12 eingenommen werden.

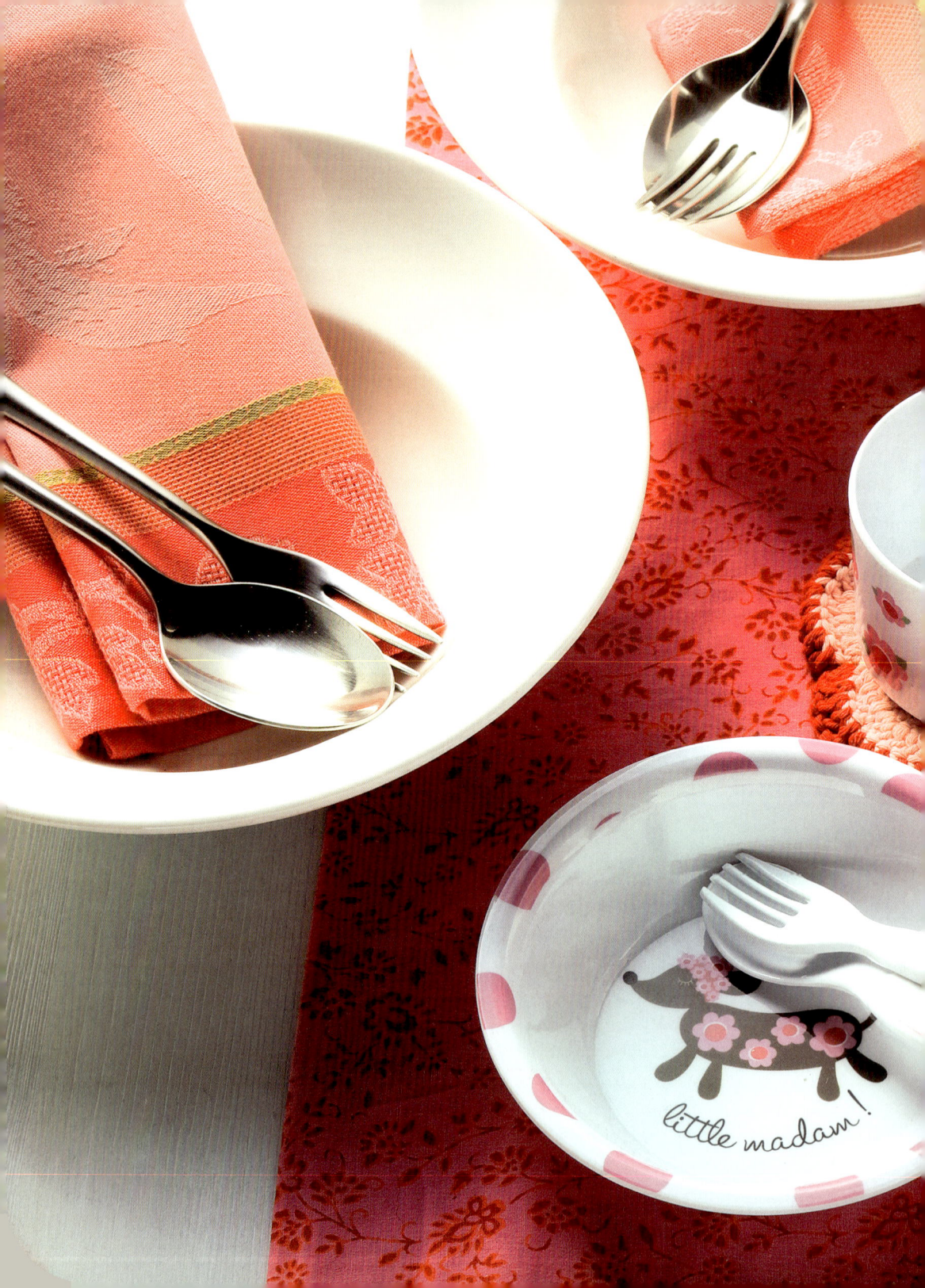

REZEPTE FÜRS BABY – LECKERES FÜR DIE FAMILIE

Als Babys Köchin kennt jede Mutter das Gefühl von Unsicherheit, ob sie auch alles richtig macht. Die folgenden Seiten werden Sie dabei unterstützen.

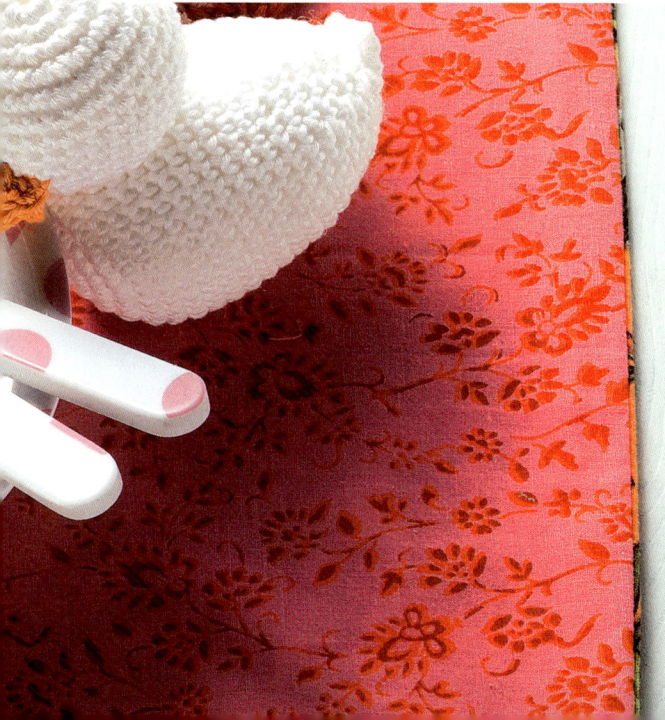

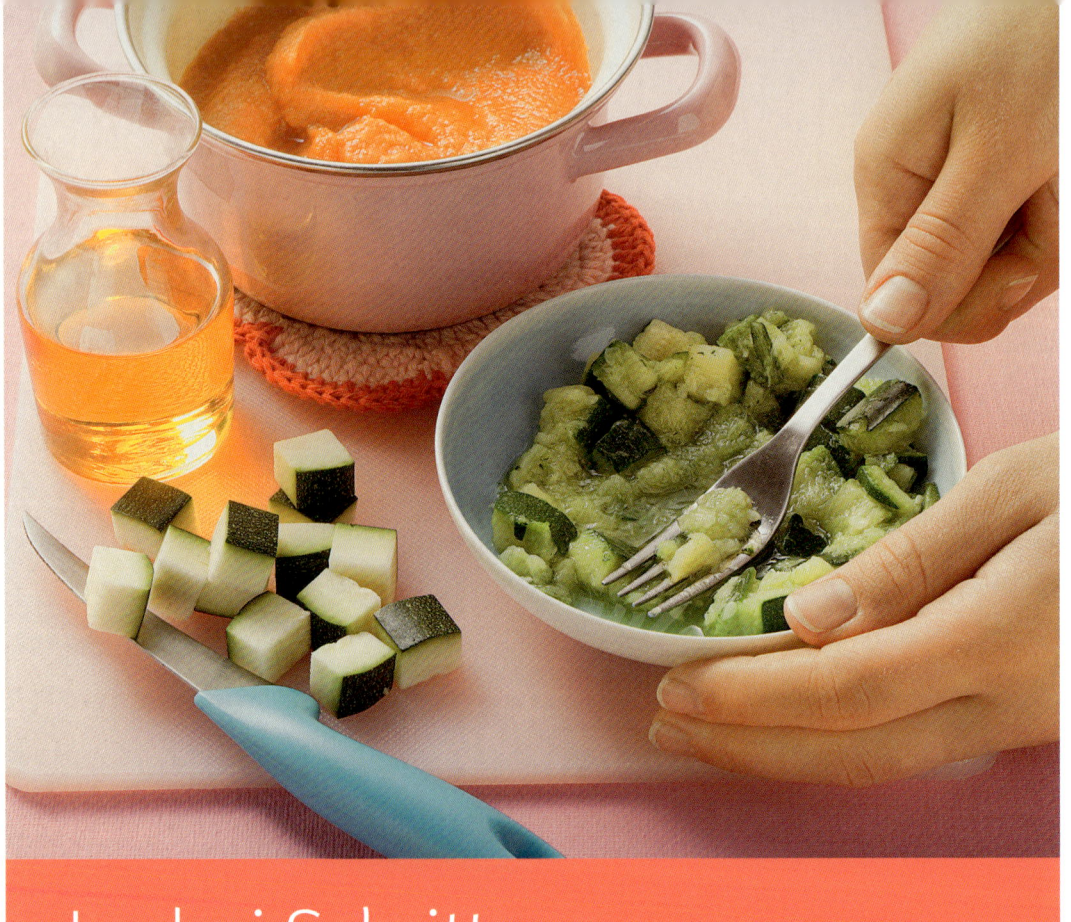

In drei Schritten
weg von der Milch

Sie merken, dass Ihr Baby langsam reif für den ersten Brei ist: Es interessiert sich für alles Essbare, würde Ihnen am liebsten das Brot vom Teller stibitzen, daran herumlutschen und mit den ersten Zähnchen daran herumknabbern. Dann sollten Sie idealerweise mit der Mittagsmahlzeit beginnen. Zuerst wird Ihr Baby nur sehr wenig Brei essen und sich lieber noch an der Brust oder der Flasche satt trinken. Doch in dem Maße, in dem die verzehrten Breimengen nach und nach größer werden, verliert das innige

Nuckeln und Saugen an Reiz, und auch der Saugreflex lässt immer mehr nach. In der Regel ist Ihr Baby dann vier bis sechs Monate alt und sein Verdauungssystem so weit ausgereift, dass schließlich die Stillmahlzeit oder das Fläschchen komplett durch den Gemüse-Kartoffel-Fleisch-Brei ersetzt wird. Wenn dieser erste Schritt hin zur Beikost getan ist und Ihr Baby die Nahrung gut vertragen hat, kann als Nächstes der Abendbrei und schließlich der Nachmittagsbrei ersetzt werden (siehe hierzu Seiten 102 und 112).

Das Wichtigste auf einen Blick

Sie sind unsicher, ob Sie sich wirklich ans Selberkochen heranwagen sollen? Natürlich ist auch hier noch kein Meister vom Himmel gefallen, doch die Zubereitung von Babynahrung ist mit unseren Anleitungen denkbar einfach. Detaillierte Informationen, wie Sie optimal in die Beikost starten (Seite 62), wie Sie bei einer Allergiegefährdung Ihres Babys vorgehen (Seite 63), wie Ihr »Handwerkszeug« aussehen sollte und was bei der Bevorratung (Seite 70) und beim Einkauf zu beachten ist (ab Seite 71) sowie einen kleinen Einkaufsführer (Seite 76 f.) haben Sie ja im vorhergehenden Kapitel gelesen. Zur Sicherheit hier aber noch einmal das Wichtigste fürs Selberkochen:

> Kaufen Sie für Babynahrung ausschließlich erntefrisches Obst und Gemüse der Saison, wenn möglich aus biologischem Anbau, da es mit Abstand am wenigsten Schadstoffe enthält. Legen Sie ebenfalls Wert auf hochwertiges Fleisch aus biologischer Aufzucht.

> Obst und Gemüse immer vor dem Zerkleinern waschen, da sonst wasserlösliche Vitamine ausgeschwemmt werden.

> Achten Sie auf Sauberkeit in Küche und Kühlschrank und waschen Sie sich vor der Zubereitung immer die Hände.

> Salz und scharfe Gewürze sind für Babykost tabu, während frische Kräuter größeren Babys reichlich Geschmack liefern.

GU-ERFOLGSTIPP

VITAMINE UND NÄHRSTOFFE ERHALTEN

Gesunde Kost ist für Ihr Baby besonders wichtig. Verarbeiten Sie deshalb Frisches immer möglichst schnell, da mit jedem Tag, den es in der Obsttheke und im Gemüsefach des Kühlschranks liegt, wertvolle Vitamine und Nährstoffe verloren gehen.

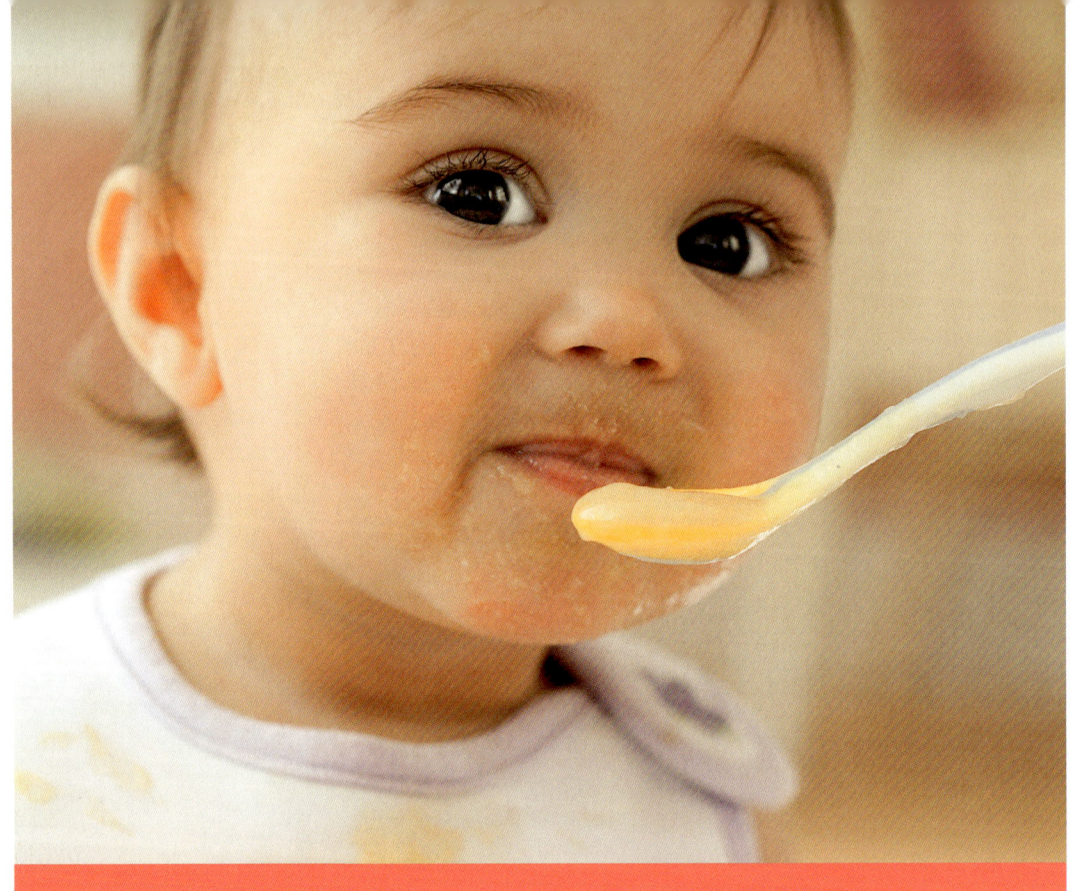

Der erste Schritt:
der Mittagsbrei

Der Einstieg in die Beikost erfolgt in der Regel mittags. Denn dann sind Babys meist fit, hungrig, und – falls Babys Bäuchlein doch mit der neuen Kost zu kämpfen hat – es ist noch genügend Zeit bis zum Abend. Doch auch dieser erste Schritt geht nur langsam vor sich: Zuerst gibt es mildes Gemüsepüree. Wird das gut vertragen, folgen eine Woche später die Kartoffeln und dann – wieder mit Abstand – das Fleisch. Anstatt mit Kartoffeln können Sie später den Brei auch mit Vollkornnudeln oder Reis zubereiten.

Da steckt Gutes drin

Ein Brei aus Gemüse, Kartoffeln und Fleischbrei enthält zudem auch etwas Saft und Fett. Besonders gut verträgliche Gemüsesorten sind zum Beispiel Möhren, Fenchel, Zucchini, Kürbis oder Spinat (siehe dazu auch Seite 71 ff.). Haben Sie einmal kein frisches Bio-Gemüse zur Hand, greifen Sie auf TK-(Bio-)Ware ohne Zusätze zurück.

Gemüse, Fleisch & Co: nur von bester Qualität

Verwenden Sie vor allem zu Beginn der Beikost Möhren, Kürbis oder Pastinaken aus dem Glas. Denn sie weisen mit Abstand die niedrigsten Nitratwerte auf. Die Kartoffeln sollten ohne Triebe und grüne Stellen sein, da Letztere das Nervengift Solanin enthalten und Durchfall verursachen können. Als Fleisch eignet sich mageres Hühner-, Puten-, Rind-, Kalb- oder Lammfleisch, das Sie am besten vom Metzger fein durchdrehen lassen. Damit das Eisen aus dem Fleisch von Ihrem Baby besser aufgenommen wird, sollten Sie etwas Vitamin-C-reichen Saft zufügen. Die Zugabe von Fett erfolgt idealerweise in Form von Sonnenblumen-, Maiskeim-, Raps- oder Sojaöl.

Rezepte für alle

Damit sich der Zeitaufwand für die Zubereitung des Babybreis für Sie in Grenzen hält, bieten wir Ihnen für einen Teil der folgenden Rezepte eine clevere Kombination an: Sie kaufen einmal ein und bereiten aus den Zutaten ein Basisgericht fürs Baby. Ausgehend von dieser Basis können Sie dann ein Essen für die ganze Familie zaubern. Diese Familienrezepte sind so berechnet, dass stets ein Baby und vier Personen davon satt werden. Die reinen Babyrezepte sind für eine Portion kalkuliert.

Übrigens: Bei sämtlichen Gerichten, die in den Backofen kommen, wird die mittlere Schiene genutzt.

> **GU-ERFOLGSTIPP**
>
> **KOMBIGERICHTE FÜR GROSS UND KLEIN**
>
> Bei etlichen der folgenden Rezepte wird ein Frauentraum wahr: viele Gerichte mit möglichst geringem Aufwand zuzubereiten! Ermöglicht wird Ihnen das durch die Kombiidee: Sie suchen sich ein Gericht für Ihr Baby aus, zu dem es ein passendes Familienrezept gibt. Die Basiszutaten sind dann in etwa immer die gleichen. Dadurch fällt Ihr Einkauf kurz aus. Auch die Vorbereitung kann parallel laufen, sodass am Ende das Baby mit der gesamten Familie am Tisch sitzt und alle fast das gleiche Essen genießen.

Mittagsbrei 1: Karottenbrei

(nach dem 4. Monat, allergenarm, gluten- und laktosefrei)

150 g Karotten | 3 EL Wasser | 1 EL Rapsöl (ersatzweise Mais-keimöl oder Butter)

1 Die Karotten kurz waschen, dünn schälen und grob zerkleinern. Mit wenig Wasser in einem Topf weich kochen. Die Karotten mit dem Koch-wasser mithilfe eines Stabmixers fein pürieren. Zuletzt das Öl einrühren.

Mittagsbrei 2: Kürbisbrei

(nach dem 4. Monat, allergenarm, gluten- und laktosefrei)

150 g reines Kürbisfleisch (Muskat- oder Hokkaidokürbis) | 3 EL Wasser | 1 EL Rapsöl (ersatzweise Maiskeimöl oder Butter)

1 Den Kürbis schälen, Kerne und faseriges Inneres entfernen und das Kürbisfleisch würfeln. Mit wenig Wasser in einem Topf weich dünsten. Mit dem Kochwasser sehr fein pürieren. Zuletzt das Fett unterrühren.

Mittagsbrei 3: Zucchinibrei

(nach dem 4. Monat, allergenarm, gluten- und laktosefrei)

150 g Zucchini | 3 EL Wasser | 1 EL Rapsöl (ersatzweise Mais-keimöl oder Butter)

1 Zucchini waschen, schälen und zerkleinern. Mit wenig Wasser weich dünsten. Mit dem Kochwasser pürieren, zuletzt das Öl unterrühren.

WICHTIG
Was für alle Babybreie gilt, ist für die ersten Gemüse-breie ganz besonders wich-tig: Verwenden Sie dafür bitte ausschließlich ernte-frisches Gemüse aus garan-tiert biologischem Anbau!

Möhren, Kürbis und Zucchini sind mild und für »Breiein-steiger« genau das Richtige.

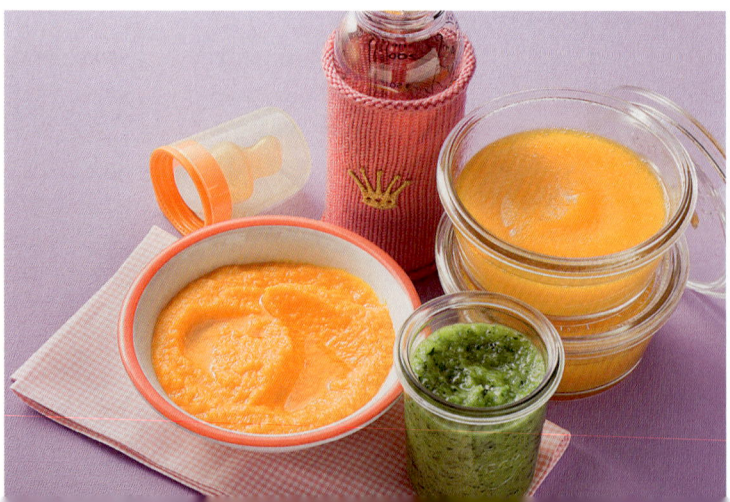

Familienrezept: Karottensuppe mit Ingwer

2 EL Olivenöl | 2 EL gehackte Zwiebel | etwa 600 g Karotten | 1 Kartoffel | 1 Lorbeerblatt, ca. 4 cm lang | $\frac{1}{2}$ l Gemüsebrühe | $\frac{1}{2}$ Bund Petersilie | Salz | frisch gemahlener Pfeffer | 1 EL Butter | 1 kleine Frühlingszwiebel

1 Karotten und Kartoffeln waschen, schälen und in grobe Stücke schneiden. Ingwer schälen und fein reiben. In einem Topf das Olivenöl erhitzen. Zwiebeln, Karotten, Kartoffeln, Lorbeerblatt und Ingwer darin andünsten, bis die Zwiebeln glasig sind. Gemüsebrühe dazugießen und Petersilie hinzufügen. Suppe mit Salz und Pfeffer würzen und etwa 25 Minuten leicht köcheln lassen.
2 Petersilie und das Lorbeerblatt wieder herausnehmen. Gemüse mit dem Pürierstab pürieren.

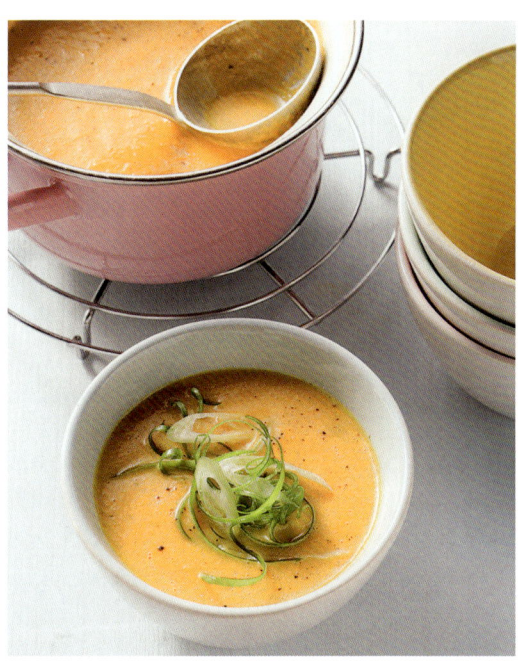

Butter hinzugeben. (Sollte die Suppe noch zu dick sein, nach Belieben Gemüsebrühe, Milch oder Wasser hinzufügen). Frühlingszwiebeln putzen und in feine Ringe schneiden. Die Suppe damit bestreuen.

Kürbissuppe kann auch mit Apfel, Curry und Sauerrahm verfeinert und so zu einer leckeren Variante werden.

Familienrezept: Kürbiscremesuppe

400 g reines Kürbisfleisch | 1 Zwiebel | 2 EL Butter | 1 Msp. edelsüßes Paprikapulver | 1 Msp. gemahlener Kümmel | $\frac{1}{2}$ l Gemüsebrühe | 1 Lorbeerblatt | 6 EL Kürbiskerne | Salz | Pfeffer

1 Den Kürbis schälen, Kerne entfernen und faserige Teile herausschneiden, das Fleisch würfeln. Die Zwiebel schälen und würfeln.
2 Die Zwiebel in 1 EL Butter 5 Minuten dünsten. Den Kürbis hinzugeben, kurz mitbraten und dann mit Paprika und Kümmel würzen. Mit der Brühe ablöschen, das Lorbeerblatt zugeben, und das Ganze 15 Minuten leicht köcheln lassen.
3 Die restliche Butter in einer Pfanne erhitzen und die Kürbiskerne darin anbraten. Salzen und beiseitestellen. Das Lorbeerblatt entfernen. Die Suppe pürieren, salzen, pfeffern und mit Kürbiskernen anrichten.

Mittagsbrei 4: Möhren-Kartoffel-Brei

(nach dem 4. Monat, allergenarm, gluten- und laktosefrei)

100 g Möhren | 50 g Kartoffeln | 3 EL Wasser oder Vitamin-C-haltiger Saft (zum Beispiel Orangensaft) | 1 EL Rapsöl (ersatzweise Maiskeimöl oder Butter)

1 Möhren und Kartoffeln waschen, dünn schälen, grob zerkleinern und in wenig Wasser weich kochen.

2 Aus dem Wasser heben, kurz abtropfen lassen und mit dem Obstsaft pürieren. Zuletzt das Fett unter den Brei rühren.

Familienrezept: Kartoffel-Kräuter-Plätzchen

800 g mehlig kochende Kartoffeln | Salz | 150 g Weizenvollkornmehl | 100 g Quark | 2 Eier | Pfeffer | frisch gemahlene Muskatnuss | 125 g geriebener Emmentaler | 1 Bund frisch gehackte Kräuter | Öl zum Braten

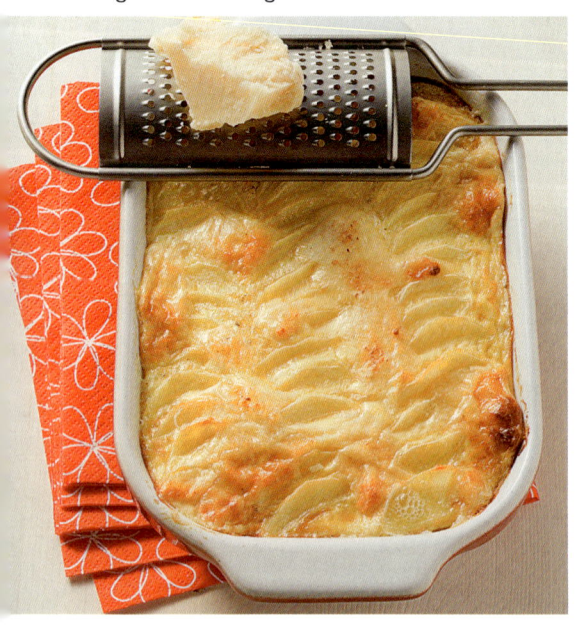

Parmesankäse gibt dem Kartoffelgratin die richtige Würze.

1 Kartoffeln waschen, in reichlich Salzwasser kochen, pellen und noch heiß durch die Kartoffelpresse drücken. Mit Mehl, Quark und Eiern vermengen und mit Salz, Pfeffer und Muskat würzen.

2 Käse und Kräuter unterrühren, zu kleinen Plätzchen formen und im heißen Öl goldgelb backen.

Familienrezept: Kartoffelgratin

1 kg Kartoffeln | Salz | Pfeffer | 3 Eier | ¼ l Milch | 4 EL frisch geriebener Parmesan | Butter für die Form

1 Die Kartoffeln waschen, schälen und hobeln. Eine Auflaufform buttern, die Kartoffeln einschichten, salzen und pfeffern. Den Ofen auf 180 °C (Umluft 160 °C) vorheizen.

2 Eier und Milch verquirlen, über die Kartoffeln gießen. Mit Parmesan bestreuen und im vorgeheizten Backofen 1 Stunde backen.

Familienrezept: Möhrenspätzle

500 g Möhren | ⅛ l Wasser | 1 Prise Salz |
250 g Dinkelvollkornmehl | 2 Eier | 50 g Butter
zum Schwenken

1 Die Möhren schälen und in grobe Stücke
schneiden. Mit dem Wasser und dem Salz in einen
Topf geben, aufkochen und bei mittlerer Hitze
weich dünsten.
2 Die Möhren mit dem restlichen Kochwasser fein
pürieren. Mehl und Eier zugeben und alle Zutaten
zu einem glatten, geschmeidigen Teig verrühren.
3 In einem großen Topf reichlich Salzwasser zum
Kochen bringen. Mit einem Spätzlehobel die Spätzle in das kochende Wasser gleiten und so lange
köcheln lassen, bis sie oben schwimmen.

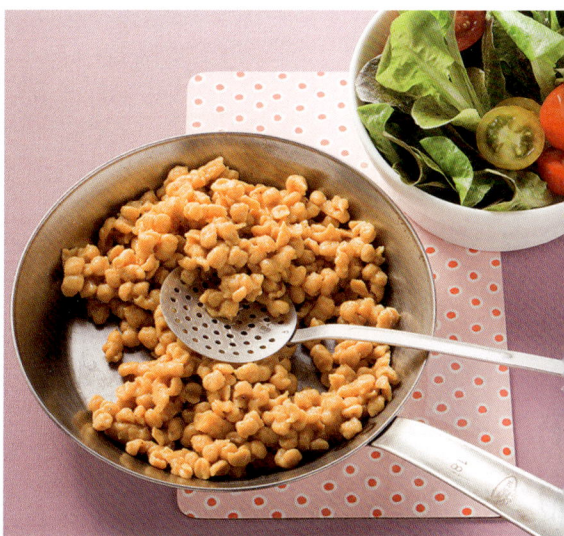

Bei leckeren Möhrenspätzle
kommen Nudelfans richtig
auf ihre Kosten.

4 Mit einem Schaumlöffel herausheben und abtropfen lassen. Inzwischen die Butter erhitzen und die Spätzle darin schwenken. Mit einem
Salat als vegetarisches Hauptgericht servieren.

Familienrezept: Kartoffel-Möhren-Suppe

800 g Kartoffeln | 300 g Möhren | 1 Zwiebel | 1 EL Öl | 2 TL Salz |
2 Lorbeerblätter | 125 g Sauerrahm | 1 EL Weizenvollkornmehl

1 Die Kartoffeln schälen, waschen und mundgerecht würfeln. Möhren
und Zwiebel ebenfalls schälen. Dann die Möhren in Scheiben schneiden und die Zwiebel fein würfeln.
2 Das Öl in einem Topf erhitzen und die Zwiebel darin andünsten. Nun
Kartoffeln und Möhren zugeben, mit ¾ l Wasser ablöschen. Anschließend mit Salz und Lorbeerblättern würzen und die Suppe etwa 20 Minuten köcheln lassen.
3 Den Sauerrahm mit dem Mehl verrühren und die Suppe damit binden. Noch einmal kurz aufkochen lassen. Die Lorbeerblätter entfernen
und die Suppe in Tellern servieren.
Übrigens: Diese Suppe liefert, wenn sie mit einer Scheibe Vollkornbrot
serviert wird, besonders hochwertiges Eiweiß!

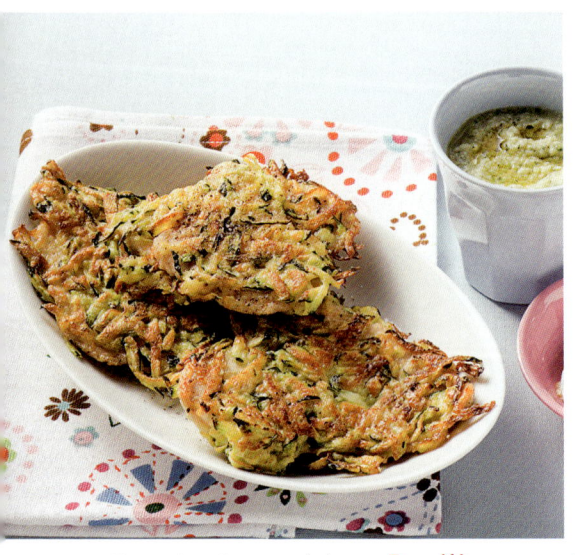

Etwas fürs Auge und den Gaumen: saftige Schnitzel in knuspriger Kruste.

Mittagsbrei 5: Zucchini mit Rindfleisch

(nach dem 4. Monat, allergenarm, gluten- und laktosefrei)

100 g Zucchini | 50 g Kartoffeln | 20 g mageres durchgedrehtes Rindfleisch | 3 EL Vitamin-C-haltiger Saft | 1 EL Rapsöl

1 Kartoffeln und Zucchini waschen, schälen und zerkleinern. Das Rindfleisch, wenn nötig, durch den Fleischwolf drehen.
2 Alles in wenig Wasser aufkochen und weich garen. Den Saft zugeben und fein pürieren. Zuletzt das Fett unterrühren.

Familienrezept: Schnitzel mit Zucchinikruste

400 g Zucchini | 400 g kleine Rinderschnitzel | Salz | Pfeffer | 1 Ei | 5 EL Mehl | Maiskeimöl zum Braten

1 Zucchini waschen, putzen, raspeln und mit dem Ei, 2 EL Mehl sowie Salz verrühren. Das Fleisch pfeffern.
2 Etwas Öl in einer Pfanne erhitzen. Die Schnitzel im restlichen Mehl wenden und die Zucchinimasse rundherum darauf festdrücken. Sofort im heißen Öl bei mittlerer Hitze auf beiden Seiten goldgelb braten.

Familienrezept: Zucchini-Hackfleisch-Auflauf

1 kg Kartoffeln | ¼ l Milch | 2 EL Butter | Salz | Muskatnuss | 1 getrenntes Ei | 500 g Zucchini | 1 Zwiebel | 1 Bund Petersilie | 1 EL Öl | 400 g Hackfleisch vom Rind | Pfeffer | Butter für die Form

1 Kartoffeln mit Schale kochen, abgießen, pellen und durch die Presse drücken. Milch und Butter erhitzen, Kartoffeln einrühren. Salz, Muskat und Eigelb unterrühren.
2 Zucchini waschen, putzen und in Scheiben schneiden. Zwiebel schälen, fein hacken. Petersilie abbrausen, trocken tupfen, die Blättchen abzupfen und fein hacken.

3 Das Öl erhitzen und die Zwiebel darin anbraten. Hackfleisch zugeben und krümelig braten. Mit Salz, Pfeffer und Petersilie würzen. Den Backofen auf 180 °C vorheizen.

4 Das Eiweiß steif schlagen, unter das Püree heben. Hackfleisch, Zucchini und Püree in eine gebutterte Auflaufform schichten; dabei mit Püree enden. Im vorgeheizten Ofen bei 180 °C (Umluft 160 °C) 35 Minuten backen.

Familienrezept: Mohngnocchi

800 g mehlig kochende Kartoffeln | 50 g Butter | Salz | 2 Eier | 100 g Weizenvollkornmehl | 30 g gemahlener Mohn | 4 EL geriebener Parmesan

1 Kartoffeln kochen, pellen und durch die Presse drücken. 1 TL Butter zerlassen, die Kartoffeln zugeben, leicht salzen und bei schwacher Hitze etwas trocknen lassen.

2 Eier und Mehl unterkneten und zu Rollen formen. In 2 cm lange Stücke schneiden und über die Zinken der Gabel rollen.

3 Salzwasser aufkochen und die Gnocchi 5 Minuten darin gar ziehen lassen. Die restliche Butter nussbraun erhitzen, und nun die abgetropften Gnocchi darin wenden. Mit Salz, Mohn und Parmesan bestreuen.

Mohn einmal anders: mit Salz und Parmesan anstatt mit Zucker.

Mittagsbrei 6: Kürbisbrei mit Getreideflocken

(ab dem 6. Monat, allergenarm, gluten- und laktosefrei)

50 g reines Kürbisfleisch (Muskat- oder Hokkaidokürbis) | 10 g Babyhirseflocken (Instant) | 3 EL Orangensaft | 1 EL Maiskeimöl (ersatzweise Butter)

1 Den Kürbis schälen, Kerne und fasriges Inneres entfernen und das Kürbisfleisch würfeln. In wenig Wasser weich dünsten.

2 Mit den Flocken und dem Orangensaft fein pürieren. Bei Bedarf 1 bis 2 EL Wasser zufügen. Zuletzt das Öl unterrühren.

Wichtig: Wer keine Instanthirseflocken verwendet, muss die Flocken noch einmal im Brei aufkochen.

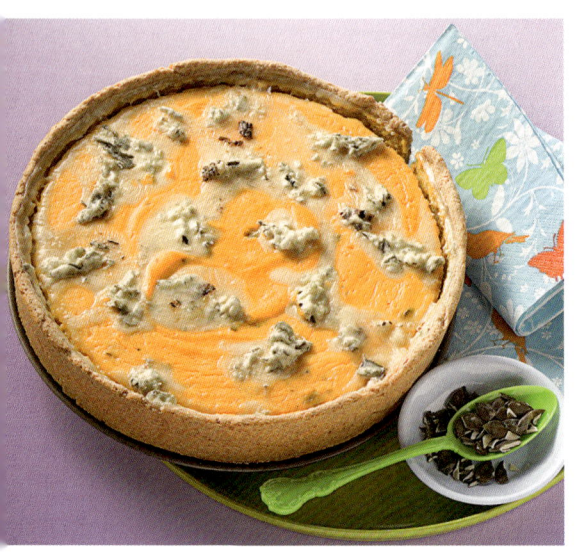

Eine Kuchenvariante für alle, die es herzhaft mögen.

Familienrezept: Pikanter Kürbiskuchen

280 g Weizenvollkornmehl | 120 g kalte Butter | Salz | 4 Eier | 1 kg reines Kürbisfleisch | 80 ml Gemüsebrühe | 80 g Crème fraîche | Pfeffer | 50 g Kürbiskerne | 150 g zerbröckelter Edelpilzkäse | Butter und Mehl für die Form

1 Mehl, Butter in Flöckchen und 1 Prise Salz mit 2 Eiern zu einem Mürbeteig verkneten. Das Ganze in Folie gewickelt kalt stellen.
2 Den Kürbis schälen und putzen. Das Fleisch würfeln und in der Gemüsebrühe in 25 Minuten weich dünsten. Herausheben, abtropfen lassen und fein pürieren. Die Crème fraîche mit den restlichen Eiern unter den Kürbis ziehen, salzen und pfeffern. Backofen auf 200 °C vorheizen.
3 Eine Springform buttern und mit Mehl ausstäuben. Den Teig ausrollen, die Form damit auskleiden und einen Rand festdrücken. Mit der Gabel mehrmals einstechen und im vorgeheizten Backofen bei 200 °C (Umluft 180 °C) 5 Minuten vorbacken.
4 Die Kürbismasse mit den Kernen mischen, auf dem Boden verteilen und mit Käse bestreuen. Den Kuchen in etwa 50 Minuten fertig backen.

Mittagsbrei 7: Kalbfleisch mit Kartoffeln und Gemüse

(ab dem 7. Monat, gluten- und laktosefrei)
50 g Kartoffeln | 30 g Brokkoli | 40 g Zucchini | 30 g Fenchel | 30 g Kalbfleisch | 3 EL Vitamin-C-haltiger Obstsaft | 1 EL Maiskeimöl (ersatzweise Butter)

1 Die Kartoffeln schälen, waschen und in Würfel schneiden. Brokkoli, Zucchini und Fenchel putzen, waschen und in Röschen teilen beziehungsweise in grobe Würfel schneiden. Das Kalbfleisch durch die feine Scheibe des Fleischwolfs drehen und mit den Kartoffeln, dem Brokkoli und dem Fenchel in wenig Wasser bissfest kochen. Erst kurz vor Ende der Garzeit die Zucchiniwürfel zugeben und kurz mitgaren.

2 Den Obstsaft zugeben und die Mischung mit dem Mixstab fein pürieren. Zuletzt das Fett unterrühren.

Familienrezept: Minestrone

2 Tomaten | 1 Zwiebel | 100 g Brokkoli | 2 Kartoffeln | 2 Möhren |
$\frac{1}{2}$ Sellerieknolle | 1 Zucchino | 2 EL Olivenöl | 1 EL Thymianblättchen | Salz | 1 Msp. Cayennepfeffer | 50 g Farfalle |
2 EL frisch geriebener Parmesan

1 Tomaten kreuzweise einritzen, überbrühen, häuten und in Stücke schneiden. Zwiebel schälen und würfeln. Brokkoli waschen und in Röschen teilen. Kartoffeln, Möhren und Sellerie schälen, waschen und würfeln. Zucchino waschen, putzen und in Scheiben schneiden.
2 Das Öl in einem großen Topf erhitzen und die Zwiebel darin anbraten. Das Gemüse zugeben und mit Thymian, Salz und Cayennepfeffer würzen. Mit gut 1 l Wasser ablöschen, aufkochen und 20 Minuten köcheln lassen.
3 10 Minuten vor Ende der Garzeit die Nudeln zugeben und bissfest garen. Auf Teller verteilen und mit dem Parmesan bestreuen.

KÖNNEN BABYS VEGETARISCH AUFWACHSEN?

Eine Babyernährung ganz ohne Fleisch kann bei unzureichendem Ernährungswissen zu erheblichen Mangelzuständen führen. Der Grund: Fleisch enthält nicht nur sehr hochwertiges Eiweiß, sondern auch die wichtigen Spurenelemente Eisen und Zink, die der kindliche Körper dringend braucht und die er über Fleisch am besten in ausreichender Menge aufnehmen kann. Spätestens ab dem siebten Monat benötigt Ihr Kind Eisen, denn die während der Schwangerschaft angelegten Eisenreserven sind nun aufgebraucht. Deshalb werden fleischhaltige Breie empfohlen. Wer sein Kind dennoch fleischlos ernähren möchte (siehe Seite 78 f.), muss Eisen und Zink anderweitig zuführen. Hier sind beispielsweise Hirse als Getreidesorte sowie Hülsenfrüchte und auch einige Gemüsesorten wie etwa Fenchel zu nennen, die jedoch ebenfalls in Kombination mit Vitamin-C-haltigem Saft oder Obst verzehrt werden sollten. Fazit: Bei vegetarischer Ernährung sollten Sie sich im Vorfeld sehr genau informieren und dadurch sicherstellen, dass Ihr Baby auch ohne Fleisch mit allen nötigen Nährstoffen versorgt wird. Adressen hierzu finden Sie auf Seite 122.

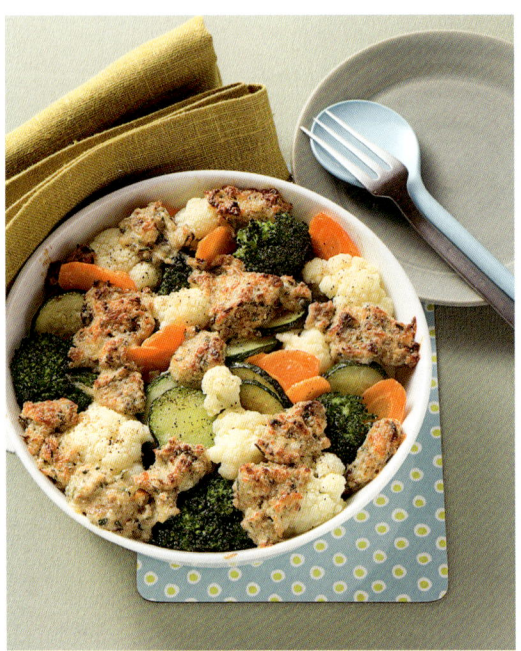

Wer gerne fleischlos ist, wird von diesem Gratin begeistert sein. Es schmeckt aber auch wunderbar zu einem Hähnchen- oder Putenschnitzel.

Familienrezept: Gemüsegratin

4 Möhren | ½ Blumenkohl | 1 Brokkoli | 1 Zucchino | 40 g Butter | 80 g Vollkornbrösel | 50 g geriebene Haselnüsse | 1 Bund Petersilie | 250 g Sauerrahm | 1 Ei | 100 g geriebener Emmentaler | Salz | Pfeffer

1 Möhren putzen, schälen und in dünne Scheiben schneiden. Blumenkohl und Brokkoli in Röschen teilen, waschen und mit den Möhren in wenig Salzwasser in 10 Minuten bissfest garen. Den Zucchino waschen, putzen und in gleichmäßige, dünne Scheiben schneiden.
2 Die Butter erhitzen, Brösel und Nüsse darin braten. Abkühlen lassen. Petersilie abbrausen, trocken tupfen, Blättchen fein hacken und mit Rahm, Ei, Käse und Bröselmischung vermengen. Salzen und pfeffern.
3 Eine große Auflaufform fetten und alle Gemüsesorten darin mischen. Die Käse-Brösel-Mischung darauf verteilen und im vorgeheizten Backofen bei 220 °C (Umluft 200 °C) ½ Stunde überbacken.

Familienrezept: Gemüseragout

3 Zucchini | 2 Fenchelknollen | 1 Zwiebel | 8 reife Tomaten | 2 EL Olivenöl | 100 g Sahne | Salz | Pfeffer | frisches Basilikum

1 Zucchini und Fenchel waschen, putzen, halbieren und klein würfeln. Die Zwiebel schälen und fein würfeln. Tomaten kreuzweise einritzen, überbrühen, häuten und das Fruchtfleisch in kleine Würfel schneiden.
2 Das Öl erhitzen und die Zwiebel darin glasig dünsten. Zuerst den Fenchel, dann die Zucchini zugeben und kurz mitdünsten. Zuletzt die Tomaten hinzufügen und alles mit Brühe und Sahne ablöschen.
3 Das Ragout salzen, pfeffern, und das Gemüse bei kleiner Hitze in 5 bis 10 Minuten bissfest garen. Das Basilikum abbrausen, trocken tupfen und die Blättchen fein hacken. Über das Ragout streuen und zu gebratenem Fleisch oder Fisch servieren.

Mittagsbrei 8: Karotten-Reis-Brei mit Huhn

(ab 5. Monat, allergenarm, gluten- und laktosefrei)

100 g Karotten | 20 g durchgedrehte Hähnchenbrust (ohne Haut) |
10 g Reisflocken | 3 EL Orangensaft | 1 EL Maiskeimöl

1 Die Karotten waschen, dünn schälen, grob zerkleinern und mit dem
Hühnerfleisch in wenig Wasser weich kochen.
2 Die Reisflocken unterrühren und mit dem Saft fein pürieren. Zum
Schluss das Öl untermischen.

Familienrezept: Gemüsepfanne mit Huhn

400 g Hühnerbrust | 4 EL Öl | Salz | Pfeffer | 2 TL Paprikapulver |
200 g Brokkoli | 200 g Karotten | 200 g Zucchini | 1 Stange
Lauch | etwas Zitronensaft | 2 EL Sesamsamen

1 Das Fleisch abspülen, trocken tupfen und in mundgerechte Stücke
schneiden. 2 EL Öl mit Salz, Pfeffer und Paprika verrühren und das
Fleisch darin 1/2 Stunde marinieren.
2 Den Brokkoli waschen und in Röschen teilen. Karotten, Zucchini und
Lauch waschen, putzen und in kleine Stücke schneiden.
3 Dann Karotten mit Brokkoli zum Fleisch geben.
4 Das marinierte Fleisch im restlichen Öl kurz anbraten. Die Brokkoli-
röschen dazugeben und etwa 5 Minuten mitbraten. Nun Zucchini und
Lauch hinzufügen. Das Ganze weitere 5 Minuten unter Rühren braten.
5 Den Pfanneninhalt mit Zitronensaft beträufeln und mit Sesam bestreuen. Dazu passen Reis, Bulgur oder Polenta.

TIPP

Wenn Ihr Baby etwas älter
ist (etwa ab dem achten
Monat), können Sie allmählich auch gekochten Reis
anstatt der Reisflocken
nehmen. Sie brauchen
dann etwa 25 Gramm
Reis, den Sie vorher nach
Packungsanleitung in
reichlich Wasser kochen.

Die Gemüsepfanne mit Huhn
ist leicht und bekömmlich.
Als Variante eignet sich auch
mageres Rindfleisch.

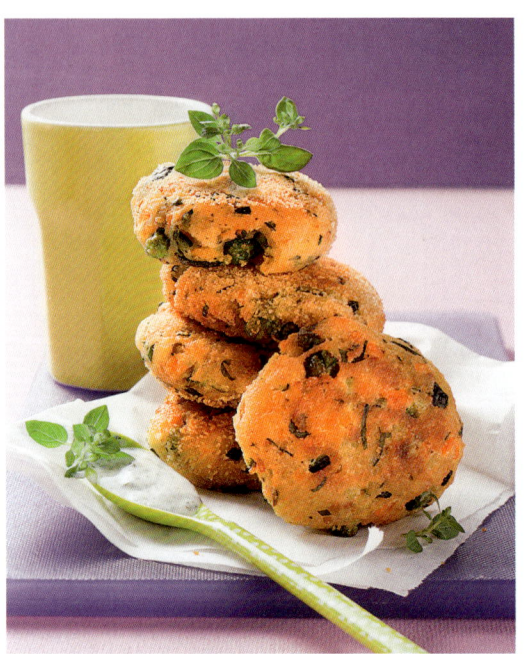

Die Joghurtsauce gibt den Gemüsetalern den richtigen Pfiff. Da greifen alle gerne zu.

Familienrezept: Gemüsetaler mit Kräutersauce

1 kleine Zwiebel | 4 Karotten | 2 Zucchini | 2 Kartoffeln | 100 g TK-Erbsen | 1 TL Olivenöl | 1 Ei | 1 TL Senf | Salz | Pfeffer | frisch gemahlene Muskatnuss | 1 EL gehackte Petersilie | 2–3 EL Semmelbrösel | Sonnenblumenöl zum Ausbacken | 250 g Joghurt | 1 Bund Kräuter gemischt, fein gehackt

1 Die Zwiebel schälen und sehr fein würfeln. Karotten, Zucchini und Kartoffeln waschen, schälen und in kleine Würfel schneiden.

2 In wenig Wasser das Gemüse bissfest dünsten. Kurz vor Ende der Garzeit die Erbsen hinzufügen und ebenfalls kurz mitdünsten. Dann das Gemüse abtropfen lassen.

3 Das Öl in einer Pfanne erhitzen und die Zwiebel darin leicht anbraten. Anschließend die Zwiebel und das Gemüse in einer Schüssel vermischen.

4 Ei, Senf, Salz, Pfeffer, Muskat und Petersilie in einer Schüssel gründlich verquirlen und über die Gemüsemischung gießen. So viel Semmelbrösel unterrühren, dass die Masse formbar wird.

5 Jetzt mit feuchten Händen aus der Gemüsemasse kleine bis mittelgroße Taler formen und in den restlichen Semmelbröseln wenden. Das Öl in der Pfanne erhitzen und die Taler darin portionsweise von beiden Seiten goldgelb ausbacken.

6 Für die Sauce den Joghurt mit den Kräutern nach Geschmack vermischen, salzen und pfeffern.

Mittagsbrei 9: Karotten-Zucchini-Brei mit Haferflocken

(ab dem 7. Monat, vegetarisch, allergenarm, laktosefrei)

50 g Karotten | 50 g Zucchini | 50 g Kartoffeln | 2 EL Wasser (für Haferflocken) | 1 EL Babyhaferflocken | 1 EL Rapsöl (oder Butter) | 3 EL Orangensaft

1 Karotten, Zucchini und Kartoffeln waschen, schälen und grob zerkleinern. In wenig Wasser weich dünsten.
2 Das Wasser für die Haferflocken zugeben und aufkochen lassen. Nun
Haferflocken einrühren und mit dem Saft pürieren. Anschließend das
Fett unterrühren.

Mittagsbrei 10: Gelber Gemüsebrei mit Pute

(ab dem 8. Monat, gluten- und laktosefrei)
50 g Fenchel | 50 g Kohlrabi | 50 g Kartoffeln | 30 g durchgedrehte
Putenbrust (ohne Haut) | 3 EL Orangensaft | 1 EL Maiskeimöl |
etwas gehacktes Fenchelgrün

1 Fenchel, Kohlrabi und Kartoffeln schälen, waschen und grob zerkleinern. Mit dem Putenhackfleisch in wenig Wasser weich dünsten.
2 Mit dem Orangensaft pürieren oder mit der Gabel zerdrücken. Zuletzt das Fenchelgrün mit dem Öl unter den Brei rühren.

Familienrezept: Fenchel-Kartoffel-Gratin

800 g Kartoffeln | 2 Fenchelknollen |
$^{1}/_{2}$ l Milch | 200 g Sauerrahm | Salz | Pfeffer |
50 g geriebener Parmesan oder Hartkäse

1 Den Backofen auf 200 °C vorheizen. Die Kartoffeln waschen, schälen und in dünne Scheiben
schneiden. Die Fenchelknollen waschen, putzen
und der Länge nach halbieren. Den Strunk herausschneiden und ebenfalls in dünne Scheiben schneiden. Das Fenchelgrün wird beiseitegelegt.
2 Fenchel- und Kartoffelscheiben abwechselnd in
eine Auflaufform schichten.
3 Das Fenchelgrün klein hacken und mit der Milch
und dem Sauerrahm verrühren. Mit Salz und Pfeffer kräftig würzen. Die Mischung über das Gratin
gießen und mit dem Parmesan bestreuen. Im vorgeheizten Backofen bei 180 °C (Umluft 160 °C)
rund 50 bis 60 Minuten gratinieren.

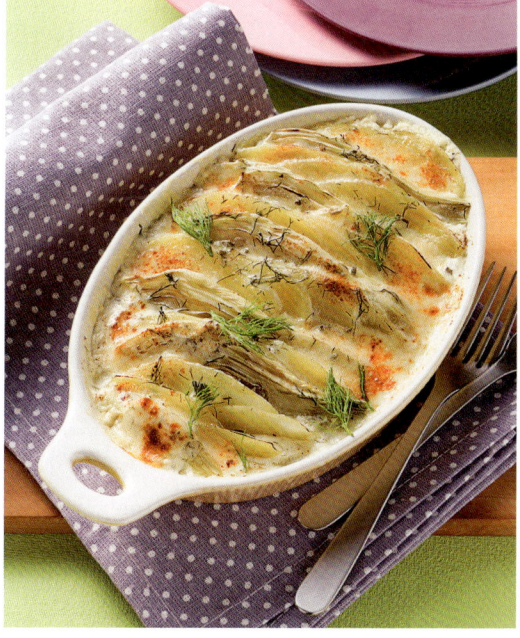

Wer gerne Fenchel isst, der
wird dieses Gratin lieben.

98

VEGETARISCHE VARIANTE

Sie können die bunten Gemüsebreie auch vegetarisch zubereiten, indem Sie anstatt des Fleisches Hafer- oder Hirseflocken dazugeben. Vergessen Sie dabei aber auf keinen Fall den Vitamin-C-reichen Obstsaft, durch den das Eisen aus den Getreideflocken besser aufgenommen wird!

Mittagsbrei 11: Grüner Gemüsebrei mit Huhn

(ab 8. Monat, gluten- und laktosefrei)

50 g Brokkoli | 50 g Erbsen | 50 g durchgedrehtes Hähnchenbrustfilet | 3 EL Apfelsaft | etwas gehackte Petersilie | 1 EL Rapsöl

1 Den Brokkoli putzen, waschen und in kleine Röschen teilen. Die Kartoffeln schälen, waschen und grob zerkleinern. Nun das vorbereitete Gemüse zusammen mit den TK-Erbsen und dem Fleisch in einen Topf mit wenig Wasser geben und darin weich dünsten.
2 Den Apfelsaft zugießen und den Brei mit der Gabel zerdrücken. Zuletzt die Petersilie mit dem Öl unterrühren.

Familienrezept: Gemüsecremesuppe mit Speck

300 g Brokkoli | 400 ml Gemüsebrühe | 300 g TK-Erbsen | 100 g Sahne | Salz | Cayennepfeffer | 1 Prise Curry | 2 dünne Scheiben Speck

1 Den Brokkoli waschen, putzen und in kleine Röschen teilen. Die Gemüsebrühe in einem Topf aufkochen, die tiefgefrorenen Erbsen mit dem Brokkoli hineingeben und aufkochen lassen. In etwa 7 Minuten weich dünsten.
2 Die Suppe fein pürieren. Die Sahne kurz aufschlagen und unter die Gemüsecremesuppe mixen. Mit Salz, Cayennepfeffer und Curry würzen. Speck in feine Streifen schneiden und auf der Suppe servieren.

Mittagsbrei 12: Oranger Gemüsebrei mit Rindfleisch

(ab 8. Monat, gluten- und laktosefrei)

25 g Reis | 50 g Karotten | 50 g reines Kürbisfleisch | 30 g Rinderhackfleisch | 3 EL Orangensaft | etwas gehackte Petersilie | 1 EL Butter

1 Den Reis waschen und in der doppelten Menge Wasser oder nach Packungsanleitung kochen. Die Karotten waschen, schälen und grob zerkleinern. Kürbis ebenfalls grob klein schneiden.
2 Das vorbereitete Gemüse mit Hackfleisch in einen Topf geben und in wenig Wasser weich dünsten.

3 Mit der Gabel oder einem Kartoffelstampfer zerdrücken. Den abgetropften Reis mit dem Orangensaft und der Petersilie unter das Gemüse mischen. Zum Schluss die Butter unterrühren.

Mittagsbrei 13: Zucchininudeln mit Seelachs
(ab 8. Monat, laktosefrei)

30 g Seelachsfilet (absolut grätenfrei, frisch oder TK) | 100 g Zucchini | 50 g gekochte Nudeln | 3 EL Orangensaft | etwas gehackte Petersilie | 1 EL Butter

1 Das Filet bei Bedarf auftauen lassen. Kalt abspülen, trocken tupfen und in Stücke schneiden. Nun die Zucchini waschen, putzen und zerkleinern.
2 Die Zucchini mit dem Fisch in einen Topf geben und mit wenig Wasser aufkochen und weich dünsten. Die gekochten Nudeln zugeben und den Brei zerdrücken. Petersilie und Butter zum Schluss unterrühren.

Eine neue Geschmacksvariante für kleine Genießer: Zum ersten Mal steht Fisch auf dem Speiseplan!

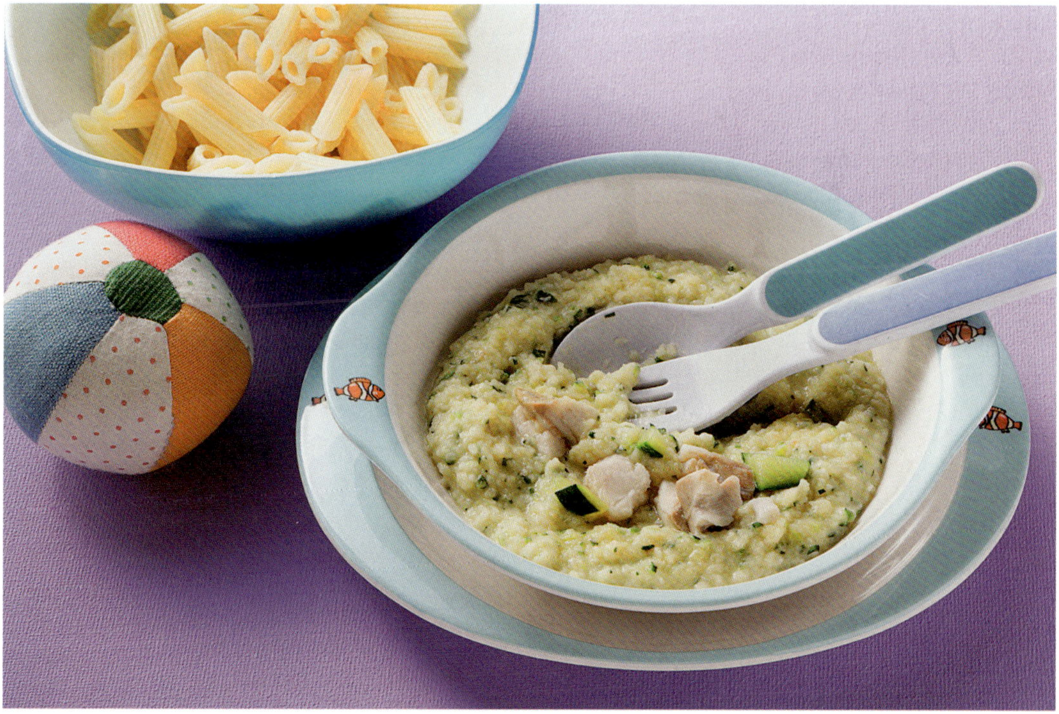

Knabbereien fürs Baby

Ihr Baby bekommt jetzt die ersten Zähne und ist wahrscheinlich begeistert, diese an Möhren, aber auch an Brötchen und Knabberstangen zu testen. »Dinkelstange oder Keks?« lautet dementsprechend eine der vielen Fragen zu diesem Thema.

Auch wenn zahlreiche Produkte die Regale füllen – aus rein ernährungswissenschaftlicher Sicht sind – entgegen aller Werbeaussagen – Kekse, Knabberstangen und dergleichen für die Ernährung und das Gedeihen Ihres Babys nicht nötig. Und das Babysnacking birgt stets auch eine Gefahr: Denn schon die ganz Kleinen gewöhnen sich nur zu leicht an die kleinen Extras zwischendurch ...

Vom richtigen Zeitpunkt

Die Tabelle rechts gibt Ihnen einen Überblick, welche Kekse und Knabbereien momentan für Säuglinge im zweiten Lebenshalbjahr (!) angeboten werden. Dort finden Sie auch Angaben, welche Zuckerarten den einzelnen Produkten zugesetzt sind. Dabei muss hier betont werden, dass die Angaben, für welches Alter die Produkte geeignet sind, ausschließlich von den Herstellern selbst stammen.
Und noch ein wichtiger Punkt: Egal ob Ihr Baby sechs Monate oder bereits über ein Jahr alt ist, lassen Sie es bitte nie unbeaufsichtigt knabbern. Die Kleinen verschlucken sich schnell und könnten ersticken, wenn ihnen niemand zur Hilfe eilt!

Geeignete Alternativen

Leider enthalten die meisten Kekse große Mengen Zucker. Wenn es Ihnen vor allem darum geht, dass Ihr Baby kräftig kaut, eignet sich ein Stück Brotrinde oder eine Apfelspalte ebenso. Oder Sie lassen Ihr Baby an Reiswaffeln (am besten auch ohne Zugabe von Salz) oder Dinkelstangen knabbern. Kekse & Co sind auf keinen Fall geeignete Zwischenmahlzeiten für Babys. Wenn es zwischendurch doch einmal etwas zu knabbern sein darf, sollten Sie sich für Vollkornprodukte entscheiden, die es inzwischen in großer Zahl gibt.

Die etwas andere Knabberei

Es muss nicht immer der zuckrige Keks aus der Packung sein, der die Lust auf Süßes stillt. So ist etwa auch ein frischer Obstsalat mit reifem Obst der Saison, das je nach Alter püriert beziehungsweise mehr oder weniger zerkleinert wird, sehr beliebt. Aber auch ein geriebener (Vollkorn-)Zwieback mit Obst, eine Reiswaffel mit Apfelschnitzen oder ein zerbröselter Vollkornkeks mit Obstmus können schnell zum Lieblingssnack Ihres Kindes werden.

Um den ersten Geburtstag herum können Sie die Snackpalette um verschiedene Milchprodukte erweitern. Dann ist die Zeit reif, um Ihrem Baby einen Naturjoghurt mit Obst oder Obstmus und selbst gekochten Pudding mit wenig Zucker zu servieren. Dann können Sie locker die stark zuckerhaltigen fertigen Kinderpuddings im Kühlregal stehen lassen.

Kleine Extras: Kinderkekse

Produkt	Monatsangabe laut Hersteller	Süßungsmittel
Alete Kinder Keks [a]	ab 6. Monat	Zucker
Alete Bären Kekse [a]	ab 10. Monat	Zucker
Alete Bären Taler Butterkeks [a]	ab 12. Monat	Zucker, Honig
Hipp Baby Zwieback	ab 6. Monat	Zucker
Hipp Baby Keks	ab 8 Monat	Zucker
Hipp Kinder Keks	ab 8. Monat	Zucker
Holle Bio Baby Dinkel-Zwieback	nach dem 6. Monat	keine
Holle Bio Baby Dinkel-Keks	nach dem 6. Monat	keine
Milupa Safaris [b, c]	6. Monat [b]; ab 7. Monat [b]	Zucker, Traubenzucker
Milupa Biskotti [b, c]	ab 6. Monat	Zucker, Traubenzucker
Milupa Crispy [b]	ab 8. Monat	Honig, Rohrzucker
Milupa Kinder-Getreidekeks [a]	ab 8. Monat	keine
Milupa Kinder-Reiswaffeln [a]	ab 8. Monat	keine
Milupa Kinder-Zwieback	ab 6. Monat	Zucker
Nestlé Baby Biscuits [c]	nach dem 6. Monat	Zucker
Sunval Kinderkeks	ab 8. Monat	Rohrzucker

a) Nur in Deutschland erhältlich
b) Nur in Österreich erhältlich
c) Nur in der Schweiz erhältlich

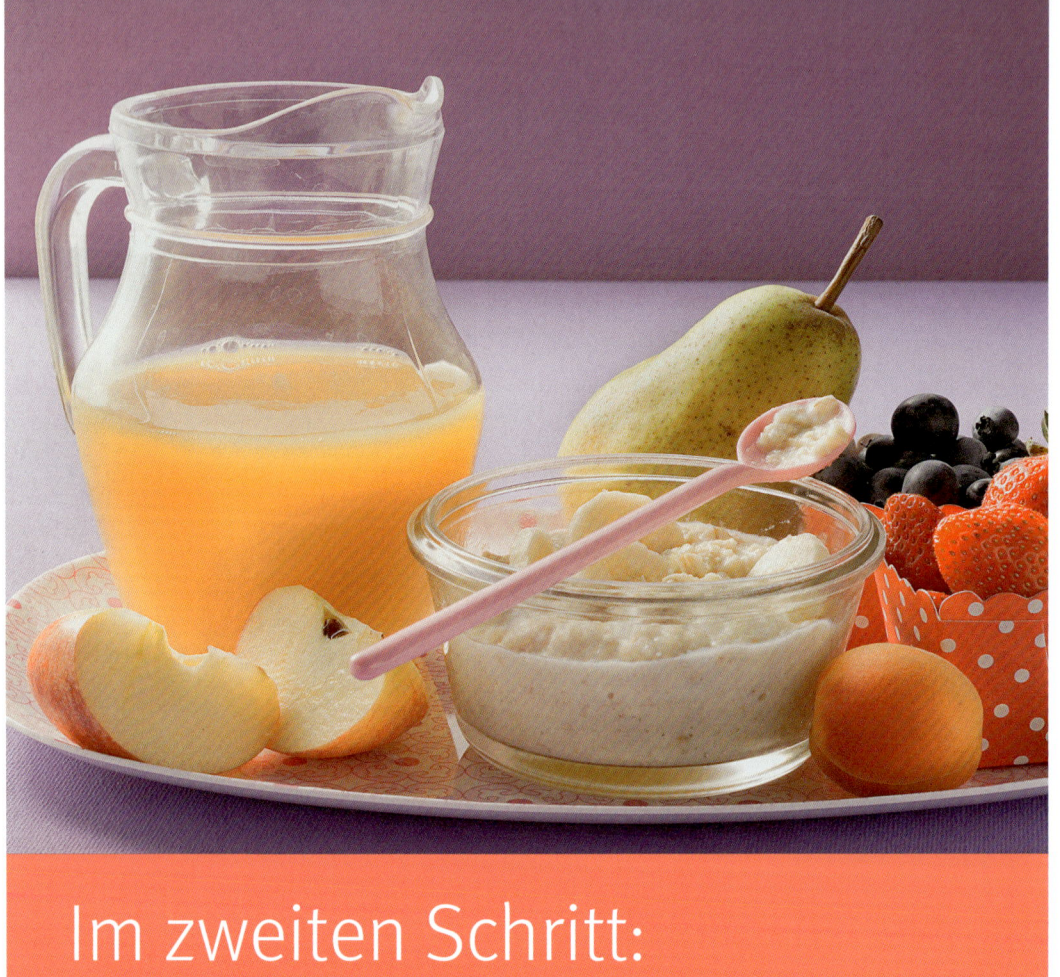

Im zweiten Schritt:
der Abendbrei

Ihr Baby hat vor wenigen Wochen mit der Beikost am Mittag begonnen und ist inzwischen wahrscheinlich ein echter Löffelprofi. Und schon ist es Zeit für die zweite neue Mahlzeit, den abendlichen Milch-Getreide-Brei. Auch dieser löst nun wieder eine Milchmahlzeit ab. Seine Zubereitung ist dabei beinahe noch einfacher als die der Mittagsbreie. Denn Sie benötigen neben Milch und Getreideflocken nur noch Vitamin-C-haltigen Obstsaft oder auch Obst.

Ein Brei aus drei Komponenten: Milch …

Sie können den Brei mit jeder beliebigen Milchnahrung zubereiten und auch die Zugabe von pasteurisierter Milch mit 3,5 Prozent Fett ist grundsätzlich möglich. Kuhmilch sollte jedoch nicht aus der Flasche gegeben werden. Roh- und Vorzugsmilch sind aus hygienischen Gründen für Babys tabu.

… Getreideflocken und

Als Getreide eignen sich Getreideflocken oder Grieße, die speziell für Säuglinge angeboten werden. Die Bandbreite reicht dabei von Weizen, Roggen oder Dinkel bis hin zu glutenfreien Versionen aus Hirse, Mais oder Reis. Die meisten davon müssen oft nur noch mit Wasser oder Milchnahrung angerührt werden. Achten Sie aber bitte darauf, dass die Flocken ohne (Zucker-)Zusätze sind und geben Sie der Vollkornversion den Vorzug.

… Obst oder Obstsaft

Und auch für den Abendbrei hat Gültigkeit, was für den Mittagsbrei gesagt wurde: Damit der kindliche Organismus das Eisen aus dem Getreide besser aufnehmen kann, muss dem Brei etwas Vitamin-C-haltiger Saft oder ein frisches Obstpüree hinzugefügt werden.

Angebotsformen

Die meisten Milch-Getreide-Breie werden in Pulver- oder Flockenform angeboten. Teilweise ist die Milch darin enthalten, sodass es ausreicht, das Pulver mit abgekochtem Wasser anzurühren. Es gibt aber auch reine Flocken, die mit Milch oder Milchnahrung zubereitet werden. Ebenso sind fertige Milch-Getreide-Breie (Gute-Nacht-Breie) aus dem Glas erhältlich. Bei den Abendgläschen sollten Sie sich durch die Altersangaben nicht verwirren lassen: Auch wenn darauf »nach dem 4. Monat« steht, sollten Sie den Brei erst ab dem 6. Lebensmonat geben.

GU-ERFOLGSTIPP

GEMEINSAME MAHLZEITEN MACHEN HUNGRIG!

Gerade wenn die Familie beim Abendessen (natürlich zu einer fürs Baby verträglichen Zeit) in Ruhe am Tisch zusammensitzt, wird sich Ihr jüngstes Familienmitglied freuen, wenn es mitessen darf – und dann auch entsprechend »zulangen«. Nutzen Sie diese Tatsache, denn satte Babys schlafen ruhig und lange!

SÜSSSTOFFE BESSER MEIDEN

Erwiesenermaßen schaden Süßstoffe Säuglingen und Kleinkindern. Aus diesem Grund sollten sie nicht gegeben werden, auch nicht in Fertigprodukten! Da sie zudem intensiver süßen als Zucker, gewöhnen sich die Kinder noch viel schneller an die Gleichung »süß = lecker«, und das fördert wiederum langfristig den Verzehr von Süßigkeiten.

Auch hier wieder: möglichst ohne Zucker

Haben Sie bitte auch für die Abendmahlzeit im Hinterkopf, dass zuckerhaltige Breie Karies fördern, ganz abgesehen davon, dass Sie Ihr Baby damit schon sehr früh an den süßen Geschmack gewöhnen. Bevorzugen Sie daher Breie ohne Zuckerzusatz, welcher sich auf den Packungen übrigens auch hinter Begriffen wie Saccharose, Glukose, Maltose oder Maltodextrin verbirgt.

Achten Sie außerdem darauf, dass die Breie einen Jodzusatz haben. Dieser ist unter den Namen Kaliumjodid oder Kaliumjodat zu finden.

Langsam und schonend beginnen

Obwohl Ihr Baby nach dem Training mit Gemüse-Kartoffel-Fleisch-Brei schon gut vom Löffel isst und die neuen Nahrungsmittel problemlos vertragen hat, sollten Sie auch bei der Einführung des zweiten Breis möglichst behutsam vorgehen.

Verzichten Sie zu Beginn auf Vielkornbreie und starten Sie stattdessen mit einem glutenfreien Brei aus Reis, Mais oder Hirse. Rühren Sie das Pulver oder die Flocken zumindest bis zum ersten Geburtstag Ihres Babys mit Säuglingsmilchnahrung und nicht mit Kuhmilch an. Und fügen Sie dem Brei stets etwas frisch geriebenes, möglichst Vitamin-C-haltiges Obst zu. Dadurch erhält Ihr Baby nicht nur viele Nähr- und Vitalstoffe, sondern sein Organismus kann zudem das im Getreide enthaltene Eisen besser aufnehmen und verwerten.

Wenn Getreide krank macht

Das Gluten genannte Klebereiweiß in Weizen, Dinkel, Grünkern, Roggen, Gerste und Hafer ist verantwortlich für die sogenannte Zöliakie, an der eines von 1000 Kindern erkrankt. Diese lebenslange Überempfindlichkeit des Dünndarms gegenüber Gluten tritt umso schneller und schwerer auf, je früher der kindliche Darm mit dem Klebereiweiß konfrontiert wird. Bei gesunden Kindern können Sie jedoch glutenhaltiges Getreide noch während der Stillzeit (im fünften bis sechsten Monat) in kleinen Mengen geben. Mehr zu dem Thema lesen Sie ab Seite 28 f.

TIPP

Für ein strahlendes Babylächeln

Für gesunde Zähne spielt nicht allein die richtige Zahnpflege, mit der Sie schon gleich nach dem Durchbruch der ersten Zähnchen beginnen sollten, eine große Rolle. Auch über eine ausgewogene Ernährung können Sie entscheidend dazu beitragen, dass sich die Zähne Ihres Babys optimal entwickeln und dann auch gesund bleiben. Hier einige Punkte, die Ihnen dabei helfen.

> Sicher, ab einem gewissen Alter werden Sie Ihrem Kind Süßes nicht mehr ganz verbieten können. Doch es ist sinnvoll, mit der Einführung der zuckrigen Köstlichkeiten möglichst lange zu warten. Denn wenn Ihr Baby erst gar nicht weiß, wie Süßigkeiten schmecken, wird es sie nicht haben wollen und auch nicht im Geringsten vermissen.

> Besonders zahnfreundlich ist die Variante, dass Süßigkeiten, wenn überhaupt, am besten einmal am Tag nach einer Mahlzeit gegessen werden. Und danach geht's schnell ab zum gründlichen Zähneputzen!

> Zahngesunde Ernährung bedeutet immer auch ausgewogene Ernährung. Wenn Ihr Kind reichlich Milchprodukte, frisches Gemüse und Obst, Kartoffeln sowie Vollkornprodukte und später dann ein- bis zweimal wöchentlich Seefisch genießt, bekommen die Zähne alles, um sich gesund zu entwickeln und auch gesund zu bleiben.

> Kiefer und Gebiss Ihres Babys können nur dann optimal heranwachsen, wenn beide auch benützt werden. Geben Sie Ihrem Kind deshalb immer wieder Lebensmittel, die es kräftig kauen muss wie etwa Äpfel, Möhren oder Vollkornbrot. Dadurch wird der Speichelfluss angeregt und so die Selbstreinigung der Zähne gefördert.

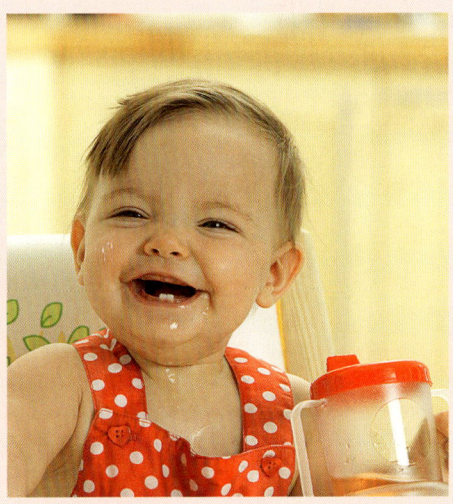

Abendbrei 1: Hirsebrei mit Birne

(ab dem 6. Monat, glutenfrei)

20 g Hirseflocken | 200 ml fertig zubereitete Milchnahrung | 1 kleine Birne

1 Die Hirseflocken in die Hälfte der zubereiteten Milchnahrung einrühren. Die Birne waschen, schälen, vom Kerngehäuse befreien und das Fruchtfleisch auf einer Obstreibe fein zerkleinern.

2 Die Birne mit der restlichen Milchnahrung unter den Brei rühren und servieren.

Familienrezept: Hirsenockerl

1 Ei | 40 g Butter | 150 g Quark | Salz | frisch geriebene Muskatnuss | 4 EL Hirseflocken (Instant)

1 Das Ei trennen. Das Eigelb mit der Butter, dem Quark, 1 Prise Salz und etwas Muskat schaumig schlagen. Die Hirseflocken unterrühren.

2 Das Eiweiß steif schlagen und unter die Quarkmasse heben. Mit zwei angefeuchteten Teelöffeln kleine Nocken abstechen und in kochendem Salzwasser 15 Minuten ziehen lassen. Schmeckt super als Einlage in einer Gemüsesuppe (siehe Seite 93).

Leckere Hirsenockerl machen aus einer Gemüsesuppe eine vollständige Mahlzeit.

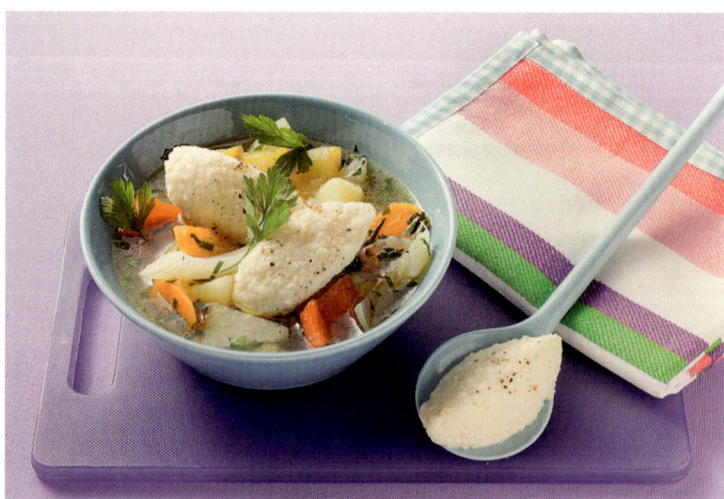

Abendbrei 2: Mais-Bananen-Brei

(ab dem 6. Monat, glutenfrei)

200 ml Milchnahrung | 20 g Maisgrieß (Polenta) | ½ reife Banane

1 Wasser für 200 ml Milchnahrung erhitzen. Maisgrieß einrühren, aufkochen und 3 Minuten unter Rühren köcheln lassen, bis der Brei eindickt.
2 Die Milchnahrung einrühren und die halbe Banane zerdrückt daruntergeben.

Familienrezept: Maisgrießflammeri

400 ml Milch | 100 g Maisgrieß (Polenta) |
2 EL Honig | 2 EL gemahlene Nüsse | abgeriebene Schale von ½ Bio-Zitrone | etwas Zimt

1 Die Milch erhitzen. Den Grieß einrühren, unter ständigem Rühren aufkochen und bei milder Hitze ausquellen lassen.
2 Nun den Grieß mit Honig, Nüssen, Zitronenschale und Zimt verrühren. In Schüsselchen erkalten lassen und mit einer Fruchtsauce servieren.

Maisgrießflammeri mit Nüssen und Honig oder Ahornsirup – wer kann da schon widerstehen?

Abendbrei 3: Reisbrei mit Äpfeln

(ab dem 6. Monat, allergenarm, glutenfrei)

½ Apfel | 20 g Reisflocken | 200 ml Milchnahrunng

1 Den Apfel waschen, schälen, fein raspeln. Die Reisflocken in die Milchnahrung einrühren und den Brei mit den Apfelraspeln mischen.

Familienrezept: Fruchtreis

150 g Rundkornreis | 400 ml Milch | 100 ml Orangensaft |
2 TL Zucker | 1 Prise Zimt | Obst nach Belieben

1 Den Reis waschen, mit Milch und Orangensaft in einem Topf mischen und aufkochen. Bei leichter Hitze etwa 30 Minuten quellen lassen.
2 Obst waschen, schneiden und mit Zucker und Zimt untermischen.

Abendbrei 4: Hirse-Reis-Brei mit Aprikosen

(ab dem 6. Monat, allergenarm, glutenfrei)

3 reife Aprikosen | je 10 g Hirse- und Reisflocken | 200 ml Milchnahrung

1 Die Aprikosen waschen, entsteinen und sehr fein pürieren. Die Hirse- und Reisflocken in die fertige Milchnahrung einrühren und das Obstpüree daruntermischen.

Familienrezept: Aprikosenmuffins

250 g Aprikosen | 3 Eier | 150 g Zucker | 100 ml Maiskeimöl | 150 g Vanillejoghurt | 150 g Vollkornmehl | ½ Packung Backpulver | 50 g gemahlene Nüsse | Fett oder Papierförmchen

1 Backofen auf 200 °C vorheizen. Vertiefungen eines Muffinblechs ausfetten oder mit Papierförmchen auslegen.
2 Eier mit Öl und Joghurt sowie Zucker verquirlen. Aprikosen waschen, entsteinen, klein schneiden und hinzugeben. Mehl mit Backpulver vermischen und mit Nüssen darunterrühren.
3 Teig in die Vertiefungen füllen und die Muffins im Backofen bei 180 °C etwa 20 bis 25 Minuten backen.

Aprikosenmuffins – ein süßes Vergnügen für große und kleine Naschkatzen.

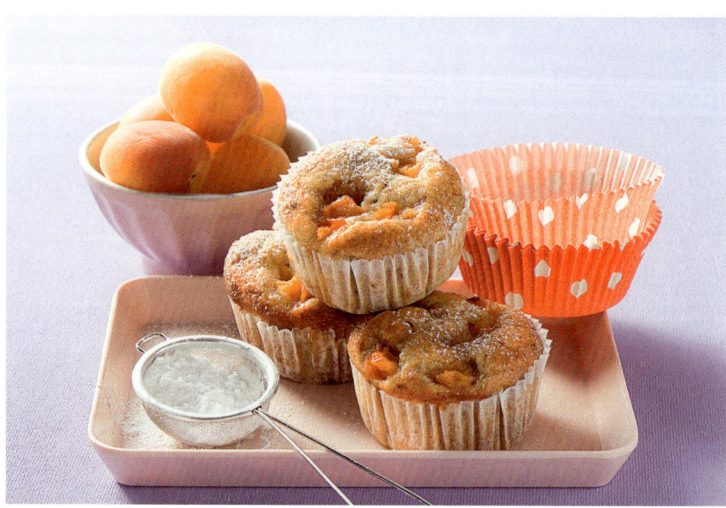

Abendbrei 5: Apfel-Bananen-Haferbrei

(ab dem 7. Monat)

½ reife Banane | ½ Apfel | 200 ml Milchnah-
rung | 20 g Haferflocken | 1 EL Traubensaft

1 Die Banane schälen und mit einer Gabel zerdrücken. Den Apfel waschen, schälen und fein reiben.
2 Haferflocken in die fertige Milchnahrung einrühren, das Obst und den Traubensaft dazugeben.

Familienrezept: Nussmüsli

2 Bananen | 2 Äpfel | 4 EL gehackte Hasel-
nüsse | 240 g Haferflocken | 4 Becher Natur-
joghurt (à 200 g)

1 Bananen in Scheiben schneiden. Äpfel waschen,
entkernen und mit Schale in Stücke schneiden.
2 Mit Nüssen, Haferflocken und Joghurt mischen.

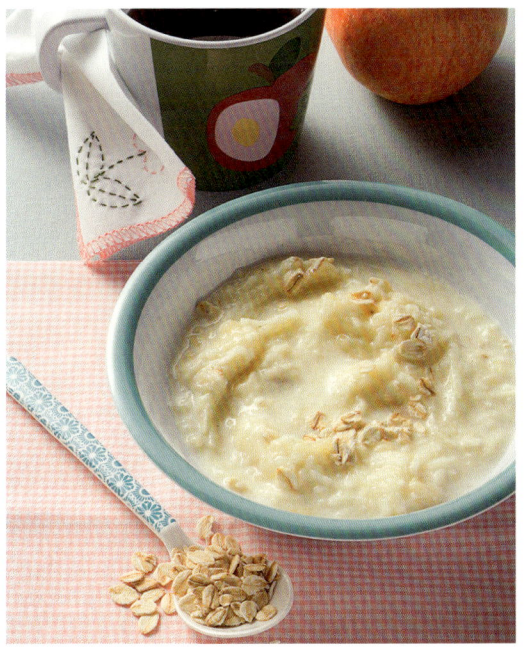

Apfel-Bananen-Haferbrei:
Darin sind alle Vitalstoffe enthalten, die Ihr Baby braucht.

Abendbrei 6: 7-Korn-Brei mit Heidelbeeren

(ab dem 7. Monat)

3 EL frische Heidelbeeren | 20 g 7-Korn-Flocken (Instant) | 200 ml
frisch zubereitete Säuglingsmilchnahrung

1 Die Heidelbeeren verlesen, putzen, waschen und fein pürieren.
2 Die 7-Korn-Flocken in die fertige Milchnahrung einrühren und kurz
quellen lassen. Die Heidelbeeren unter den Brei mischen.

Abendbrei 7: Dinkelbrei mit Kirschkompott

(ab dem 8. Monat)

50 g Kirschen | 200 ml Vollmilch | 20 g Dinkelflocken

1 Die Kirschen waschen, entsteinen und mit etwas Wasser kurz aufkochen. Anschließend fein pürieren.
2 Die Milch aufkochen und die Dinkelflocken einrühren. Zum Schluss
das Kirschkompott untermischen.

Familienrezept: Fruchtiger Powerdrink

200 g Heidelbeeren | 1 Banane | 300 ml Buttermilch | 4 EL
7-Korn-Flocken (Hirse- oder Haferflocken gehen auch) | 150 ml
Orangensaft | 2 TL Honig

1 Heidelbeeren verlesen und waschen. Die Banane schälen und in
Stücke schneiden.

2 Buttermilch mit Flocken, Orangensaft, Honig und Obst pürieren.

GESÜNDER

Bei Bananen stets ½ Zentimeter von den Enden her
abschneiden, da sich hier
Schadstoffe angesammelt
haben können.

Abendbrei 8: Grieß mit Beeren

(ab dem 8. Monat)

200 ml Vollmilch | 20 g Babyweizengrieß | 50 g gemischte Beeren
(frisch oder TK-Himbeeren, -Heidelbeeren oder -Erdbeeren)

1 Die Vollmilch mit dem Grieß verrühren und kurz aufkochen. Nun die
Beeren waschen, mit einer Gabel zerdrücken und unter den Grießbrei
mischen.

Familienrezept: Grieß-Bananen-Taler

400 ml Vollmilch | 100 g Vollkorngrieß | Salz | 2 Bananen | 200 g
Quark | 1 TL Zimt | 2 EL brauner Zucker | Butter zum Braten

1. Die Milch aufkochen. Grieß und eine Prise Salz hineingeben, aufkochen lassen und vom Herd nehmen. Den Grieß einige Minuten quellen
lassen, dabei immer wieder umrühren.

2 Die Bananen schälen und mit einer Gabel zerdrücken. Mit Quark und
Grießbrei verrühren und einige Minuten quellen lassen.

3 Mit feuchten Händen aus der Quarkmasse Taler formen und in der
heißen Butter goldgelb ausbacken. Zucker und Zimt mischen und über
die Taler streuen. Dazu passt eine Sauce aus gemischten Beeren.

Abendbrei 9: Getreidebrei mit buntem Beerenallerlei

(ab dem 8. Monat)

50 g gemischte Beeren (Brombeeren, Heidelbeeren, Himbeeren,
Erdbeeren) | 20 g Getreidevollkornflocken nach Belieben |
200 ml Vollmilch

1 Beeren waschen und fein pürieren.
2 Milch aufkochen, Getreideflocken in die heiße Milch einrühren und
die Beeren untermischen.

Familienrezept: Beerenküchlein

300 g gemischte Beeren | 200 g Vollkornmehl | 2 TL Backpulver |
1 Prise Salz | 1 Ei | 200 ml Milch | ca. 2 EL Butter | Honig oder
Puderzucker

1 Beeren verlesen und waschen. Mehl mit Backpulver vermischen und
mit Salz, Ei und Milch zu einem glatten Teig verrühren. Dann die Beeren unterheben.
2 In einer großen Pfanne Butter erhitzen und 3 EL Teig in die Pfanne
geben. Die Küchlein etwa 3 Minuten bei mittlerer Hitze backen. Wenden und in etwa 2 Minuten fertig backen. Aus der Pfanne heben und
mit dem übrigen Teig ebenso verfahren.
3 Die Pfannküchlein servieren und mit Honig oder Puderzucker süßen.

Die Beeren geben den
Küchlein fruchtige Frische.

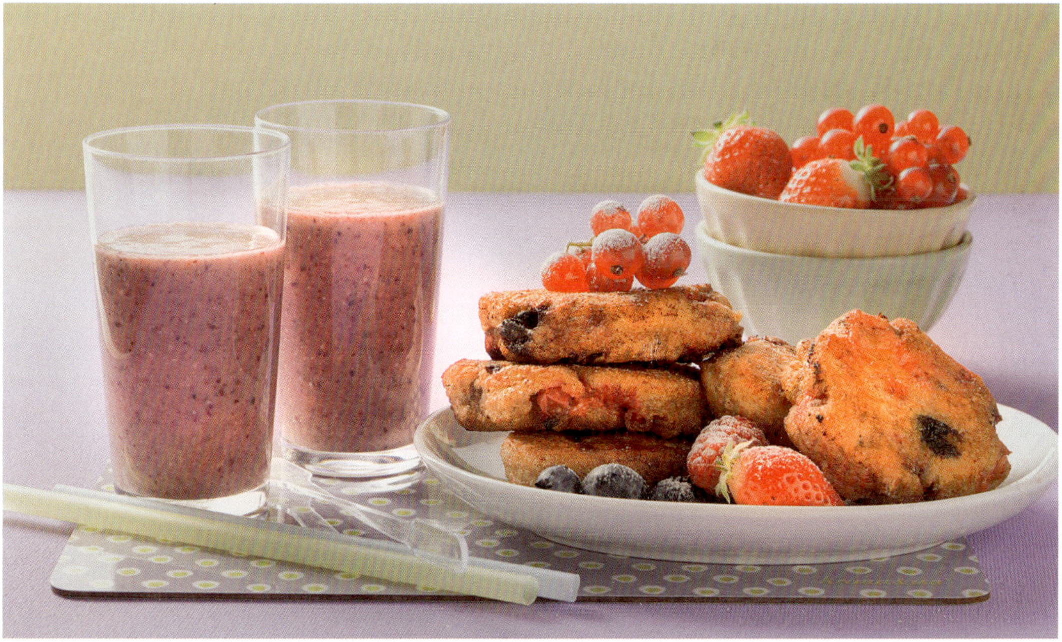

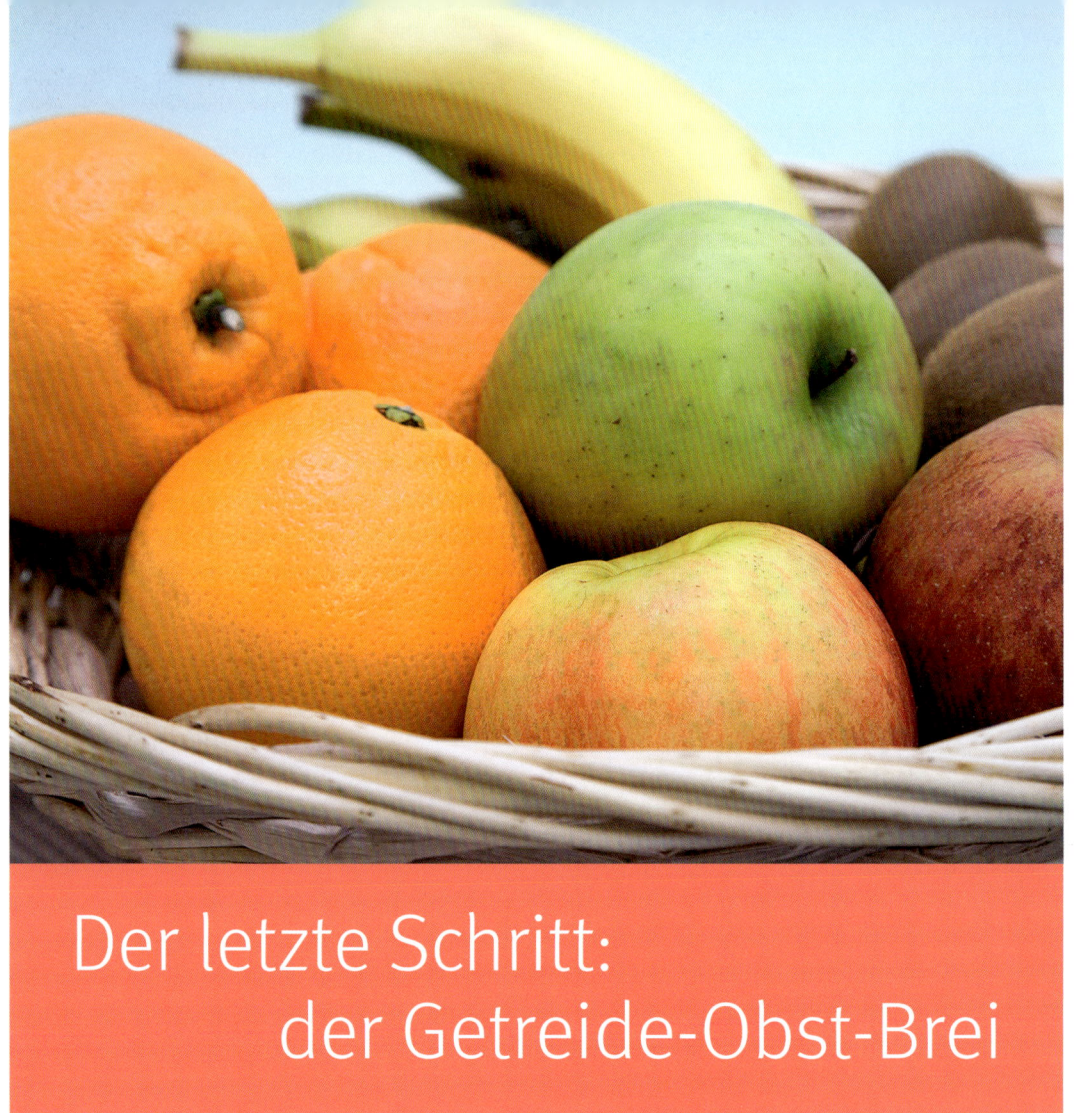

Der letzte Schritt: der Getreide-Obst-Brei

Als letzter Brei wird zwischen dem siebten und neunten Monat der Getreide-Obst-Brei eingeführt. Er ist der einfachste der Breie, denn er besteht nur aus Vollkorngetreideflocken, Wasser, Obst und Öl beziehungsweise Butter.

Gerade dieser Brei kann relativ einfach selbst zubereitet werden, da man die Getreideflocken lediglich mit kochendem Wasser anrührt und diesem Brei anschließend nur frisches Obst möglichst aus biologischem Anbau und etwas Fett untergibt.

Nachmittagsbrei 1: Apfel-Dinkel-Brei

(ab dem 7. Monat, allergenarm)

20 g Dinkelflocken | 100 g Apfel | 1 EL Butter (ersatzweise Mais-keimöl)

1 In einem Topf 1/8 l Wasser aufkochen. Die Dinkelflocken einrühren, vom Herd ziehen und quellen lassen.

2 Den Apfel schälen, vierteln und das Kerngehäuse entfernen. Schneiden Sie ihn nun in kleine Stücke und geben Sie diese in den Breitopf. Anschließend Butter beziehungsweise Öl unterrühren und mit einem Pürierstab fein zerkleinern.

Familienrezept: Dinkelschmarrn mit Apfelkompott

140 g Dinkelvollkornmehl | 2 EL Dinkelflocken | 175 ml Milch | Salz | 1 Ei | 3 EL Rosinen | 1 EL Butter | Puderzucker

1 Mehl und Dinkelflocken mischen, mit der Milch und 1 Prise Salz verrühren und 30 Minuten ruhen lassen. Das Ei und die gewaschenen Rosinen unterrühren.

2 Die Butter in einer Pfanne erhitzen und die Hälfte des Teigs hineingießen. Hellbraun backen, wenden und die zweite Seite ebenfalls bräunen. Mit dem restlichen Teig ebenso verfahren.

3 Den Schmarren mit der Gabel grob zerreißen und mit Puderzucker bestreut servieren. Dazu passt Apfelkompott.

Familienrezept: Apfel-Holunder-Creme

200 g Holunderbeeren | 2 Äpfel | 2 EL Dinkelflocken | Zucker nach Belieben | etwas Zimt | 100 g Sahne

1 Die Holunderbeeren waschen. Äpfel waschen, vierteln, entkernen und klein würfeln. Zusammen mit den Holunderbeeren in einen Topf geben und auf kleiner Flamme dünsten. Nun die Dinkelflocken unterrühren, kurz quellen lassen und mit Zucker und Zimt abschmecken. Dann auskühlen lassen.

2 Die Sahne steif schlagen und unter die Creme heben. Das Ganze in Schüsselchen servieren.

WICHTIG

Gerade beim Getreide-Obst-Brei am Nachmittag darf die Fettzugabe nicht fehlen. Denn ohne das Fett, das Butter oder Öl liefern, wäre der Energiegehalt zu gering und Ihr Baby hätte schon bald wieder Hunger.

Nachmittagsbrei 2: Pfirsich-Bananen-Brei mit Zwieback

(ab dem 7. Monat)

150 ml Fencheltee mit Apfelsaft | 5 grob zerkleinerte Zwiebäcke | 50 g Pfirsich | 50 g Banane | 1 EL Butter

1 Den Tee erhitzen, die Hälfte davon über Zwieback gießen.
2 Den Pfirsich überbrühen, häuten und das Fruchtfleisch in Stücke schneiden. Fein pürieren oder zerdrücken. Die Banane schälen, ½ cm von den Enden abschneiden und das Fruchtfleisch zerdrücken.
3 Die Früchte mit dem weichen Zwieback und der Butter verrühren. Den restlichen Tee in eine Trinklerntasse füllen und dazu reichen.

Familienrezept: Pfirsich-Bananen-Smoothie

3 große Pfirsiche | 2 Bananen | 200 g Wassermelone | 2 EL brauner Zucker | Eiswürfel nach Belieben | eventuell Zitronenmelisse

An warmen Sommertagen ist dieser Smoothie ein erfrischender Vitaminschub für die ganze Familie.

1 Pfirsiche enthäuten und entkernen. Bananen schälen. Wassermelone entkernen. Obst in Stücke schneiden und mit Zucker pürieren.
2 Mit zerstoßenen Eiswürfeln und nach Belieben mit Zitronenmelisse garniert servieren.

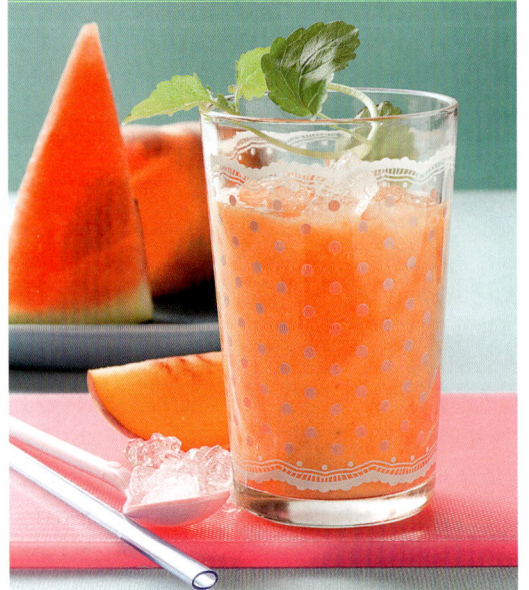

Nachmittagsbrei 3: Kirsch-Getreide-Brei

(ab dem 7. Monat)

50 g frische Süßkirschen | 1 ½ TL Weizengrieß | 1 ½ EL Reisschleim | 1 ½ EL Dinkelflocken | 50 g Bananenfruchtfleisch | 1 EL Butter

1 Die Kirschen gründlich waschen und entkernen. 200 ml Wasser mit dem Grieß und den Kirschen in einem Topf aufkochen und unter Rühren 2 bis 3 Minuten köcheln lassen. Vom Herd nehmen.
2 Reisschleim und Dinkelflocken unterrühren. Die Banane mit der Butter zugeben und mit dem Pürierstab zerkleinern.

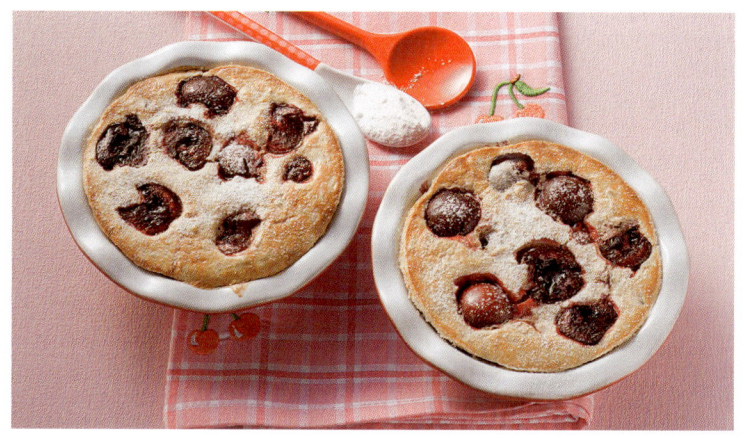

Für alle Fans von Süßspeisen: ein Auflauf mit saftigen Kirschen und Zimt.

Familienrezept: Kirschauflauf

1 Ei | 100 g Dinkelflocken | $\frac{1}{2}$ l Milch | 50 g Rosinen | 1 TL Zimt | 200 g entkernte Kirschen | 1 EL Zucker | Fett und Zucker

1 Das Ei trennen. Die Dinkelflocken mit der Milch, den Rosinen, Zimt und dem Eigelb verrühren, die Kirschen untermischen. Den Backofen auf 190 °C vorheizen.

2 Eiweiß und Zucker steif schlagen und unter die Kirschen heben. Die Form fetten und zuckern. Die Masse einfüllen und im vorgeheizten Backofen bei 190 °C (Umluft 170 °C) 45 Minuten backen. Den Auflauf anschließend 15 Minuten im ausgeschalteten Ofen ziehen lassen.

Nachmittagsbrei 4: Fruchtiger Mehrkornbrei

(ab dem 8. Monat)

20 g Mehrkorngetreideflocken | 50 g Aprikosen | 50 g Weintrauben | 1 TL Butter

1 $\frac{1}{8}$ l Wasser aufkochen und die Getreideflocken einrühren. Vom Herd ziehen und quellen lassen.

2 Die Aprikosen waschen und entsteinen, die Weintrauben waschen, entkernen und schälen und dabei den ablaufenden Traubensaft auffangen. Das Obst pürieren und inklusive Saft unter den Brei rühren. Mit der Butter verfeinern.

TIPP

Wenn Sie statt Butter 1 Teelöffel Pflanzenöl verwenden, sind alle Getreide-Obst-Breie auch laktosefrei.

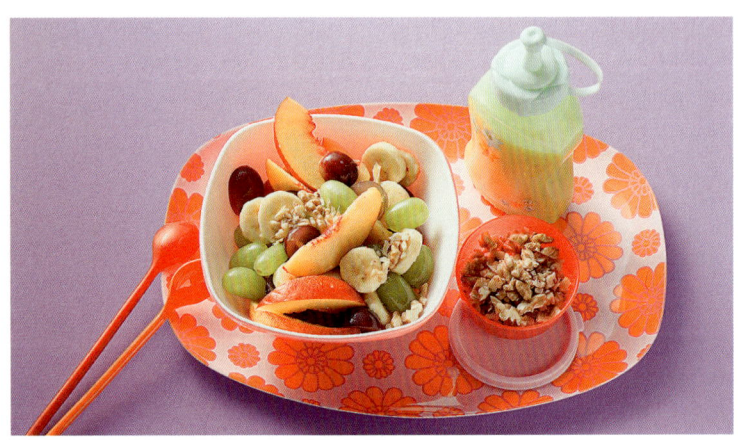

Ein fruchtiger Salat: die andere Art, Obst zu genießen.
Auch milde Birne und knacki-
ger Apfel passen gut zu dieser Fruchtkombination.

Familienrezept: Vitaminsalat

3 Nektarinen | je 300 g grüne und blaue Weintrauben | 2 kleine
Bananen | 1 EL Zitronensaft.
Marinade: 150 ml Orangensaft | 2 EL Honig | 60 g Walnusskerne
(geröstet und gehackt)

1 Nektarinen waschen, entkernen und in kleine Stücke schneiden.
Weintrauben waschen und halbieren, Bananen schälen und in Scheiben schneiden. Obst mit Zitronensaft vermischen.
2 In einer Schüssel Orangensaft mit Honig gut verrühren. Obst unterheben und mit gehackten Walnüssen bestreuen. Variieren Sie diese geballte
Kraft an Vitaminen mit Obstsorten der Saison. Sie können auch etwas
Joghurt dazugeben, und mit etwas Müsli wird's noch kraftvoller.

Nachmittagsbrei 5: Zwetschgenkompott mit Grieß

(ab dem 8. Monat)
100 g Zwetschgen oder Pflaumen | 3 TL Weizengrieß | 1 TL Butter |
evtl. etwas Zimt

1 Zwetschgen waschen, entsteinen und klein schneiden. Den Grieß mit
250 ml Wasser aufkochen, die Zwetschgen zugeben und die Mischung
kurz weiterköcheln lassen.
2 Zuletzt die Butter unterrühren und mit Zimt verfeinern.

Familienrezept: Grießnockerl mit Zwetschgenmus

600 ml Milch | Salz | 200 g Weizengrieß |
500 g Zwetschgen | Zucker | 4 EL Butter |
4 EL Semmelbrösel | Zimt | 3 EL Zucker

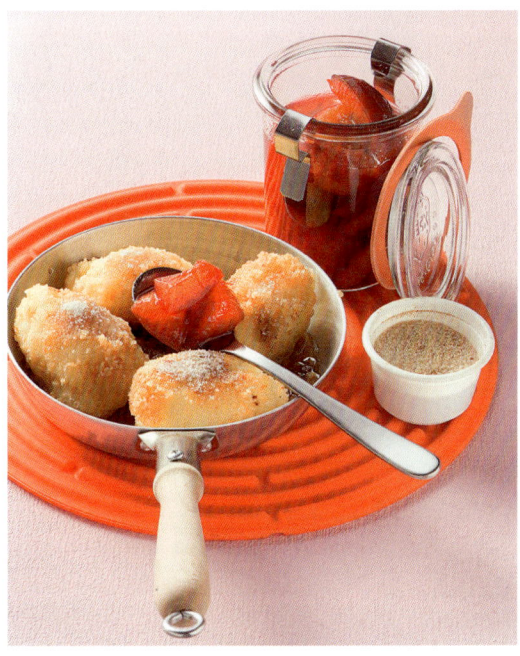

1 Die Milch mit dem Salz zum Kochen bringen. Nun lassen Sie den Grieß einrieseln und unter ständigem Rühren bei kleiner Hitze quellen, bis ein dicker Grießbrei entstanden ist. Nehmen Sie jetzt den Topf mit dem Brei vom Herd. Weitere 10 Minuten quellen lassen.
2 Inzwischen Zwetschgen waschen, entsteinen, klein schneiden und in wenig Wasser mit dem Zucker dünsten. Ebenfalls vom Herd nehmen und etwas auskühlen lassen.
3 Die Butter in einer Pfanne erhitzen und die Semmelbrösel vorsichtig darin anrösten.
4 Formen Sie dann von dem Grießbrei mithilfe zweier Esslöffel Nocken und braten Sie diese in der Pfanne von beiden Seiten kurz an.
5 Den Zimt und Zucker mischen, über die goldbraunen Nockerl streuen. Anschließend das Ganze mit dem Zwetschgenmus servieren.

Grießnockerl mit Zwetschgenmus schmecken mit Zimt und Zucker besonders gut.

Nachmittagsbrei 6: Beeren-Hirse-Brei
(ab 8. Monat)
20 g Hirseflocken (oder Haferflocken) | 100 g Beeren gemischt (Heidelbeeren, Brombeeren, Himbeeren) frisch oder tiefgekühlt | 1 EL Butter oder ersatzweise Maiskeimöl

1 In einem Topf 1/8l Wasser aufkochen. Hirse- oder Haferflocken einrühren, vom Herd ziehen und quellen lassen.
2 In der Zwischenzeit Beeren verlesen, putzen, waschen und fein pürieren. (Verwenden Sie anstatt frischer Beeren TK-Beeren, diese auftauen lassen und ebenfalls fein pürieren.)
3 Beeren zu den Getreideflocken geben und Butter beziehungsweise Öl unterrühren und in einem Breiteller servieren.

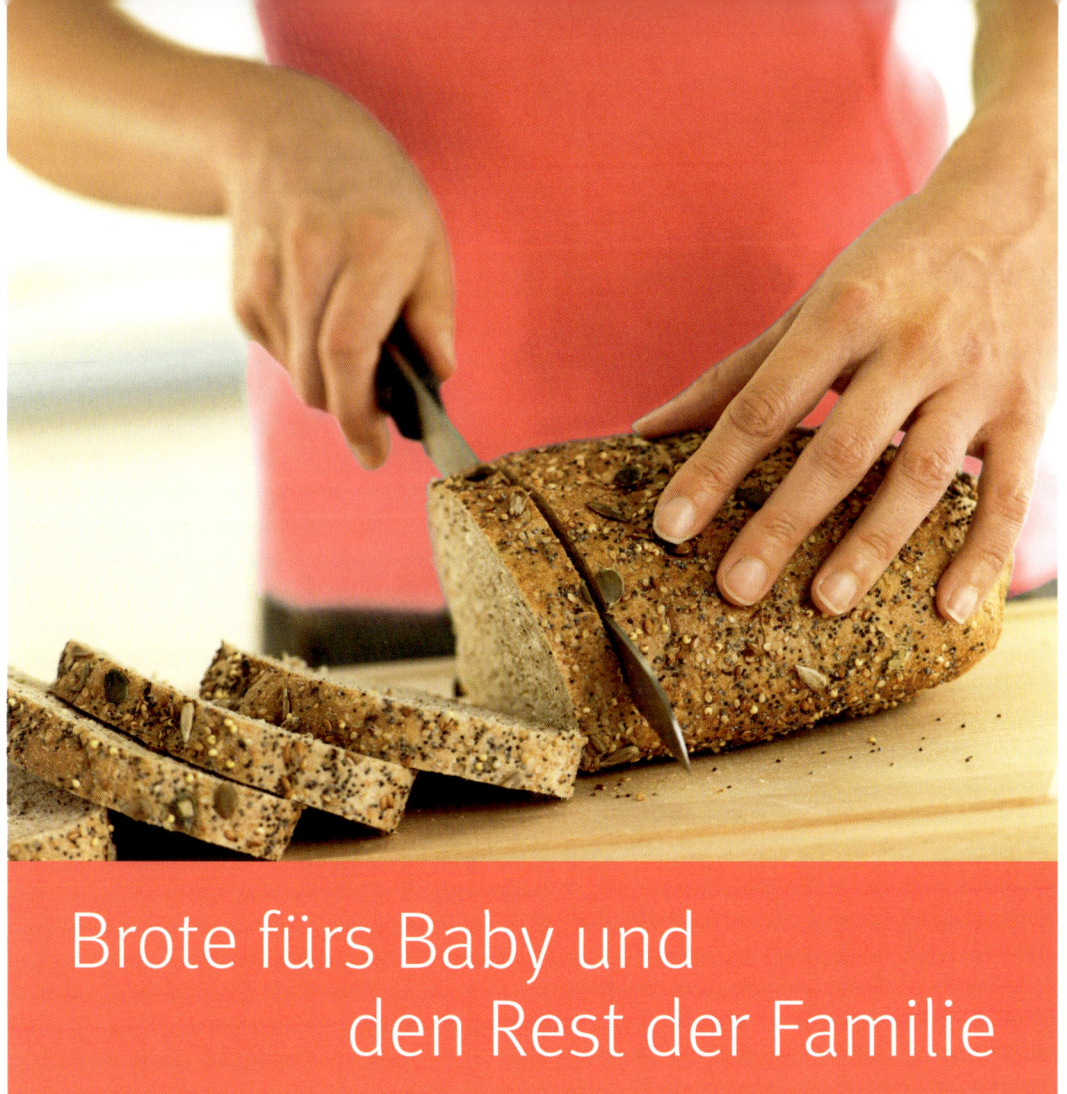

Brote fürs Baby und den Rest der Familie

Etwa ab dem zehnten Lebensmonat wird Ihr Baby mehr und mehr am Familientisch mitessen, denn es kann nun einigermaßen sicher sitzen, hat Zähne zum Kauen und so viel Lust, endlich all die leckeren Sachen zu probieren. Damit Ihnen die Abwechslung am Abendbrottisch nicht ausgeht und Sie Ihr Baby mit neuen, gesunden Ideen versorgen können, hier pfiffige Vorschläge für leckere Brote. Die Rezeptmenge ist immer für ein Baby gedacht, kann aber für beliebig viele Hungrige erweitert werden.

Apfeltoast

½ Scheibe Vollkorntoastbrot | ½ Apfel (50 g) | 1 TL Butter | Zimt nach Belieben

1 Den Vollkorntoast nach Belieben leicht toasten.
2 Inzwischen den Apfel vierteln, vom Kerngehäuse befreien, schälen und in feine Spalten schneiden. Den Toast mit der Butter bestreichen und mit den Apfelspalten belegen. Mit Zimt bestreuen.
Tipp: Für den Rest der Familie muss der Apfel nicht geschält werden, zumal er dann mehr Vitalstoffe enthält.

APFEL-SCHINKEN-TOAST ALS VARIANTE
Dafür geben Sie auf mit Butter bestrichene Toastbrotscheiben jeweils eine dünne Scheibe Schinken und belegen diese dann mit dem in Scheiben geschnittenen Apfel. Den Zimt einfach weglassen.

Gemüsebrot

50 g Möhre | ½ Scheibe leichtes Vollkornbrot | 1 TL Butter

1 Die Möhre schälen und fein raspeln. Das Vollkornbrot mit Butter bestreichen und die Möhrenraspel großzügig darauf verteilen und leicht andrücken.
Variante: Das Brot schmeckt auch super mit fein geraspelter Gurke. Für einen Gemüseaufstrich können die Möhrenraspel mit Apfelraspeln gemischt und das Ganze mit etwas Sauerrahm, Salz und Pfeffer verrührt werden. Aufs Brot streichen – und genießen!

Variieren Sie das Käsebrot mit Gemüse ganz nach Ihrem Geschmack.

Käsebrötchen

½ Scheibe Weizenmischbrot | 1 TL Butter | 1 TL Hüttenkäse | Tomaten- und Gurkenscheiben | Paprika- und Kohlrabistreifen

1 Das Mischbrot mit Butter bestreichen und den Hüttenkäse darauf verteilen.
2 Wer es gern frisch und knackig mag, der belegt den Hüttenkäse dann noch mit Gemüse, zum Beispiel Tomate oder Gurke beziehungsweise mit Paprika oder Kohlrabi. Besonders schmackhaft ist es, wenn diese in möglichst dünne Streifen oder Scheiben geschnitten werden.

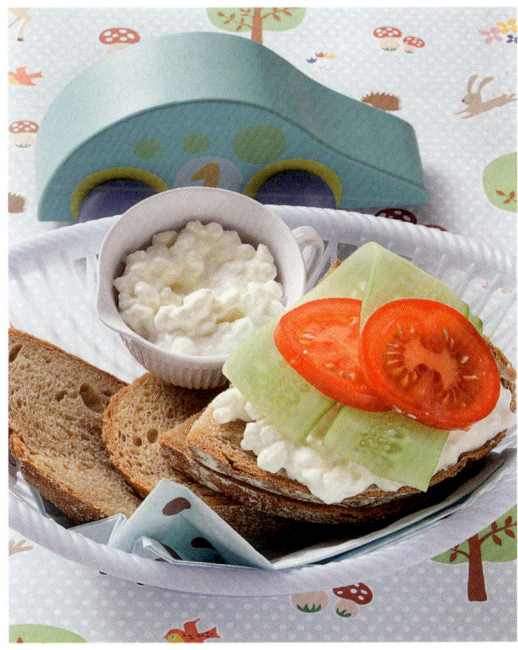

TIPP

Kinder lieben dieses Brot auch mit süß-schmelzender Banane. Und hier noch eine köstliche Variante für die übrige Familie: Bestreuen Sie die Brote mit gerösteten Mandelblättchen, die Sie mit etwas Honig oder Ahornsirup beträufeln.

Obst-Quark-Brot

½ Scheibe Weizenmischbrot | 1 TL Butter | 1 EL Magerquark | 50 g Birne

1 Das Brot zuerst mit der Butter, dann mit Magerquark bestreichen. Die Birne vierteln, entkernen, schälen und fein raspeln. Die Raspel auf dem Quark verteilen.

Frischkäsebrot mit Schnittlauch

½ Scheibe leichtes Vollkornbrot | 1 TL Frischkäse | Schnittlauch zum Bestreuen

1 Das Brot mit dem Frischkäse bestreichen. Die Schnittlauchhalme abbrausen, trocken tupfen, in Röllchen schneiden und großzügig auf dem Frischkäse verteilen.
Tipp: Das Brot schmeckt auch super, wenn man den Schnittlauch durch frische Kresse oder Basilikum ersetzt, das vorher in feine Streifen geschnitten wurde.

Apfel-Nuss-Brot
(für Nichtallergiker)
½ Apfel | ¼ Kohlrabi | ½ Scheibe leichtes Vollkornbrot | 1 TL Butter | 1 TL geriebene Haselnüsse

Apfel und Nüsse sorgen für ein ganz anderes Broterlebnis.

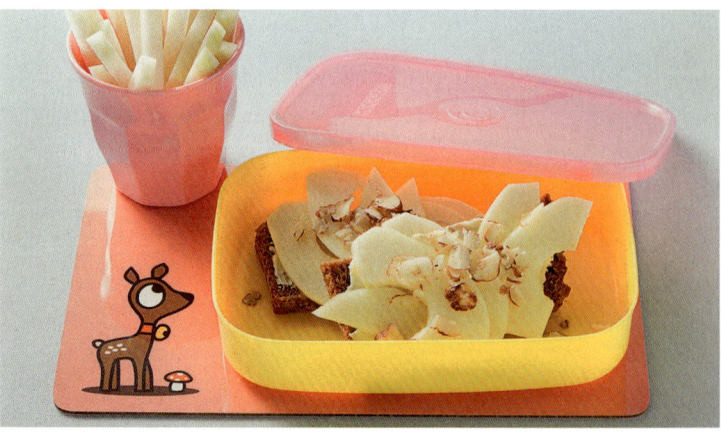

1 Apfel waschen, schälen und in feine Scheiben schneiden. Kohlrabi waschen, schälen und in feine Stifte schneiden.
2 Vollkornbrot mit Butter bestreichen, mit Apfelscheiben belegen und mit Haselnüssen bestreuen. Kohlrabistifte dazu servieren.

Herzhafte Brotspieße
$\frac{1}{2}$ Scheibe Vollkorntoast | 1 TL Butter | $\frac{1}{4}$ Birne | 4 Käsewürfel (Gouda oder Edamer) | kleine Holzspiesschen

1 Das Toastbrot mit Butter bestreichen und in Würfel schneiden. Anschließend die Birne waschen, schälen und ebenfalls würfeln.
2 Abwechselnd Toastbrot, Birne und Käsewürfel auf die Holzspieße stecken.

Süße Brotspieße
$\frac{1}{2}$ Scheibe leichtes Vollkornbrot | 1 TL Quark (40%) | 1 TL Fruchtaufstrich | $\frac{1}{4}$ Pfirsich

Ob süße oder herzhafte Brotspieße – beides bringt Abwechslung auf den Teller.

1 Brot mit Quark bestreichen und in Würfel schneiden.
2 Pfirsich waschen, entkernen und in Würfel schneiden. Auf jeden Brotwürfel etwas Fruchtaufstrich und 1 Obstwürfel setzen und mit einem Holzspieß fixieren.

Stockwerkbrote
1 Scheibe Vollkorntoast | 2 TL Frischkäse | $\frac{1}{4}$ Möhre

1 Möhre waschen, schälen und fein reiben. Frischkäse mit geraspelter Möhre vermischen.
2 Vollkorntoast halbieren, mit der Hälfte des Möhrenfrischkäses bestreichen und mit der zweiten Toasthälfte belegen. Restlichen Frischkäse obendrauf streichen. Nochmals der Länge nach durchschneiden, aufeinanderlegen und in Würfel schneiden.

Bücher, die weiterhelfen

Cramm, D. von: **Kochen für Babys**, GRÄFE UND UNZER Verlag, München

Cramm, D. von: **Richtig essen in der Stillzeit**, GRÄFE UND UNZER Verlag, München

Dohmen, B.: **Richtig einkaufen: Babyernährung,** Trias Verlag, Stuttgart

Guóth-Gumberge,r M., Hormann, E.: **Stillen,** GRÄFE UND UNZER Verlag, München

Kelm-Kahl, I. Dr. med.: **100 Fragen: Die beste Ernährung fürs Baby,** Rowohlt Verlag, Reinbek

Lothrop, H.: **Das Stillbuch,** Kösel-Verlag, München

Pighin, G., Simon, B.: **Babys erstes Jahr,** GRÄFE UND UNZER Verlag, München

Deutsche Gesellschaft für Ernährung: **Allergierisiko. Was darf mein Baby essen?,** Bonn

Deutsche Gesellschaft für Ernährung: **Empfehlungen für die Ernährung von Säuglingen,** Bonn

Adressen, die weiterhelfen

DEUTSCHLAND

Berufsverband Deutscher Laktationsberaterinnen IBCLC (BDL)

Saarbrückener Straße 172
D-38116 Braunschweig
www.bdl-stillen.de

Bund deutscher Hebammen e. V. (BDH)

Gartenstraße 26,
D-76133 Karlsruhe
www.bdh.de

Bund freiberuflicher Hebammen Deutschlands e. V. (BFHD)

Kasseler Straße 1a,
D-60486 Frankfurt
www.bfhd.de

Deutsche Gesellschaft für Ernährung (DGE)

Godesberger Allee 18
D-53175 Bonn
www.dge.de

Forschungsinstitut für Kinderernährung

Heinstück 11
D-44225 Dortmund
www.fke-do.de

La Leche Liga Deutschland e. V. (LLLD)

Dannenkamp 25
D-32476 Hille
www.lalecheliga.de

Verband der Diplom-Oecotrophologen e. V.

Reuterstraße 161
D-53113 Bonn
www.vdoe.de

ÖSTERREICH

Hebammen-Zentrum

Lazarettgasse 6/2/1
A-1090 Wien
www.hebammenzentrum.at

La Leche Liga Österreich

Postfach
A-6240 Rattenberg
www.lalecheliga.at

Österreichische Gesellschaft für Ernährung

Zimmermanngasse 3
A-1090 Wien
www.oege.at

Österreichisches Hebammengremium

Postfach 438
A-1060 Wien
www.hebammen.at

Sachregister

Rezeptregister

Impressum

© 2009 GRÄFE UND UNZER VERLAG GmbH, München. Erweiterte und aktualisierte Neuausgabe von Babyernährung, GRÄFE UND UNZER VERLAG GmbH, 2005
ISBN 3-7748-6730-5

Projektleitung: Corinna Feicht

Lektorat: idee & text, Gabriele Heßmann, Barbara von Wirth

Bildredaktion: Henrike Schechter, Corinna Feicht

Layout: independent Medien-Design, Horst Moser

Herstellung: Petra Roth

Satz: Christopher Hammond

Reproduktion: Repro Ludwig, Zell am See

Druck: Firmengruppe APPL, aprinta druck, Wemding

Bindung: Firmengruppe APPL, sellier druck, Freising

ISBN 978-3-8338-1809-7

2. Auflage 2010

Bildnachweis

Rezeptfotos: Eising Foodphotography, Martina Görlach, sowie: U4 li., S. 3 li., 16, 68, 80/81, 82, 102

Weitere Fotos: Corbis: U4 re., 22; Emely photography: Cover, U2; Getty images: S. 8; 30, 46, 84; GU-Archiv: S.6/7, 38, 43 li.+re. (S. Seckinger), 78 (H. Bischof); Jupiter Images: S.14; 105; Masterfile: S. 3 re., 60, 70; Mauritius: S. 36/37, 112, 118; Picture Press: S. 58/59

Umwelthinweis

Dieses Buch wurde auf chlorfrei gebleichtem Papier gedruckt. Um Rohstoffe zu sparen, haben wir auf Folienverpackung verzichtet.

Wichtiger Hinweis

Die Gedanken, Methoden und Anregungen in diesem Buch stellen die Meinung bzw. Erfahrung des Verfassers dar. Sie wurden vom Autor nach bestem Wissen erstellt und mit größtmöglicher Sorgfalt geprüft. Sie bieten jedoch keinen Ersatz für persönlichen kompetenten medizinischen Rat. Jede Leserin, jeder Leser ist für das eigene Tun und Lassen auch weiterhin selbst verantwortlich. Weder Autor noch Verlag können für eventuelle Nachteile oder Schäden, die aus den im Buch gegebenen praktischen Hinweisen resultieren, eine Haftung übernehmen.

Syndication: www.jalag-syndication.de

GRÄFE
UND
UNZER

Ein Unternehmen der
GANSKE VERLAGSGRUPPE

Die GU-Homepage finden Sie im Internet unter www.gu.de

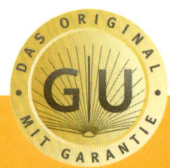

Unsere Garantie

Mit dem Kauf dieses
Buches haben Sie sich für
ein Qualitätsprodukt ent-
schieden. Wir haben alle
Informationen in diesem
Ratgeber sorgfältig und
gewissenhaft geprüft.
Sollte Ihnen dennoch ein
Fehler auffallen, bitten wir
Sie, uns das Buch mit dem
entsprechenden Hinweis
zurückzusenden. Gerne
tauschen wir Ihnen den
GU-Ratgeber gegen einen
anderen zum gleichen
oder zu einem ähnlichen
Thema um.

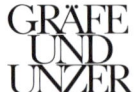

Ein Unternehmen der
GANSKE VERLAGSGRUPPE

Liebe Leserin und lieber Leser,

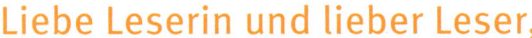

wir freuen uns, dass Sie sich für ein GU-Buch entschieden
haben. Mit Ihrem Kauf setzen Sie auf die Qualität, Kompetenz
und Aktualität unserer Ratgeber. Dafür sagen wir Danke!
Wir wollen als führender Ratgeberverlag noch besser werden.
Daher ist uns Ihre Meinung wichtig. Bitte senden Sie uns
Ihre Anregungen, Ihre Kritik oder Ihr Lob zu unseren Büchern.
Haben Sie Fragen oder benötigen Sie weiteren Rat zum Thema?
Wir freuen uns auf Ihre Nachricht!

GRÄFE UND UNZER VERLAG
Leserservice
Postfach 86 03 13
81630 München

Wir sind für Sie da!
Montag–Donnerstag: 8.00 – 18.00 Uhr
Freitag: 8.00 – 16.00 Uhr
Tel.: 0180 - 500 50 54*
Fax: 0180 - 501 20 54*
E-Mail: leserservice@graefe-und-unzer.de

*(0,14 €/Min. aus dem deutschen Festnetz,
 Mobilfunkpreise maximal 0,42 €/Min.)

Neugierig auf GU?
Jetzt das GU Kundenmagazin und die
GU Newsletter abonnieren.

Wollen Sie noch mehr Aktuelles von GU erfahren,
dann abonnieren Sie unser kostenloses GU Magazin
und/oder unseren kostenlosen GU-Online-Newsletter.
Hier ganz einfach anmelden:
www.gu.de/anmeldung